广州市科学技术协会、广州市南山自然科学学术交流基金会
广州市合力科普基金会、广州市科技创新委员会
广州市天河区科技与信息化局资助出版

慢阻肺患者
呼吸康复手册

周宇麒　周露茜　主编

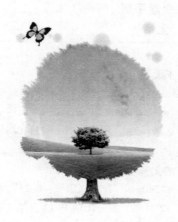

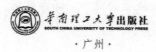

华南理工大学出版社
SOUTH CHINA UNIVERSITY OF TECHNOLOGY PRESS

·广州·

图书在版编目（CIP）数据

慢阻肺患者呼吸康复手册/周宇麒，周露茜主编. —广州：华南理工大学出版社，2018. 12
ISBN 978 - 7 - 5623 - 5828 - 2

Ⅰ. ①慢… Ⅱ. ①周… ②周… Ⅲ. ①慢性病 - 阻塞性肺疾病 - 诊疗 - 手册 Ⅳ. ①R563. 9 - 62

中国版本图书馆 CIP 数据核字（2018）第 265250 号

慢阻肺患者呼吸康复手册
周宇麒 周露茜 主编

出 版 人：卢家明
出版发行：华南理工大学出版社
（广州五山华南理工大学 17 号楼，邮编 510640）
http：// www. scutpress. com. cn E-mail：scutc13@ scut. edu. cn
营销部电话：020 - 87113487 87111048（传真）
责任编辑：张 颖
印 刷 者：佛山市浩文彩色印刷有限公司
开 本：890mm×1240mm 1/32 印张：6. 25 字数：168 千
版 次：2018 年 12 月第 1 版 2018 年 12 月第 1 次印刷
印 数：1～6 000 册
定 价：45. 00 元

编　委　会

序一

改革开放 40 年来，中国经济持续稳定的快速增长夯实了中国人日益长寿和健康的基础，居民预期寿命由 1981 年的 67.8 岁提高到 2017 年的 76.7 岁。随着生活水平的日益改善，人民群众对医疗保障、身体健康的需求也不断提高，这就给当代医务工作者提出了新的挑战。医学科学发展，是攻克疾病的根本，现代医学发展到了今天，医生的职责并不局限于大医精诚、医乃仁术，而是从关爱患者的层次提升到敬畏生命这样一种更深的层次，再融入医学人文精神，能让医学在科学的发展过程中，更加以人为中心，更加和善温暖。

元朝王好古在《此事难知·序》中说："盖医之为道，所以续斯人之命，而与天地生生之德不可一朝泯也。"早在我国古代，对医生的天职就有了清醒的认识。医生提高诊疗技术，为患者解病除痛，解决的是个人的问题，但是如果做好疾病科普工作，却可以让更多的人民群众受益。现在有越来越多的医生意识到，医生的职责除了救死扶伤外，还应该积极地参与到健康维护、疾病预防、早期诊断和早期治疗的全过程中。现在，越来越多的医生愿意通过推广医疗健康科普知识，从另外一个角度"治病救人"。

慢性阻塞性肺疾病（chronic obstructive pulmonary disease,

COPD），是全世界范围内发病率和死亡率最高的疾病之一。中国医学科学院和北京协和医院等机构的研究人员刊登在国际杂志《柳叶刀》的研究显示，如今慢性阻塞性肺疾病在我国非常普遍，我国成年人发病率为 8.6%，也就是说，我国几乎有 1 亿人遭受着慢性肺病的困扰。有如此庞大的患者群，中山大学附属第三医院呼吸内科周宇麒等专家编撰这本《慢阻肺患者呼吸康复手册》，通俗易懂，有很强的实用性和操作性，让广大患者及家属进一步了解慢阻肺的诊断、治疗和康复方法，提高慢阻肺患者的生活质量！

中山大学附属第三医院党委书记

丘国新

序二

　　慢性阻塞性肺疾病是呼吸系统的常见病、多发病，调查显示，我国 40 岁以上的人群患病率高达 10%，本疾病所致死亡占我国全部疾病死因的 11%。由于患者的肺功能进行性减退，合并多种并发症，严重影响了患者劳动能力及生活质量，致残率和死亡率一直居高不下。因此，如何使患者正确地认识自身疾病的特点，积极采取早期预防、配合药物治疗、开展康复锻炼等综合性措施，对慢性阻塞性肺疾病的防治与转归尤为重要，亦是广大医务人员任重而道远的工作。

　　周宇麒医师长期从事慢性阻塞性肺疾病的临床医疗与基础研究工作，特别重视对慢性阻塞性肺疾病患者的长期管理和呼吸康复治疗。2016 年他出版了《慢阻肺患者健康管理手册》，在对患者的宣传教育实践中发挥了重要的作用，赢得了患者们的广泛好评。本次周宇麒医师和周露茜医师一道，带领多家医院呼吸专业领域工作的医、护、技专家教授，共同编写了《慢阻肺患者呼吸康复手册》一书。该书涵盖了对疾病的诊断、肺功能与康复的认知、药物的规范化使用、各种非药物疗法的应用、合并症的影响与处理，纵览全篇，内容深入浅出，形式规范易懂，是一本慢阻肺患者健康教育的通俗读本，也可作为基层医疗单位呼吸专业医护人员的业务参考书。在此，谨向本书的出版表示热烈的祝贺，向付出心血和劳动的主编及作者们表示由衷的敬意！同时，希望有更多的患者、医护人员在阅读本书后有所收益和行动，医患同心协力，努力呵护呼吸健康，一起战胜慢性阻塞性肺疾病！

中山大学附属第三医院

呼吸与危重症医学科主任

张天托

2018 年 12 月

前　言

　　2016年，在科室同事和同行专家的支持和帮助下，我根据多年来慢性阻塞性肺疾病（chronic obstructive pulmonary disease，COPD）患者教育的经验主持编写了《慢阻肺患者健康管理手册》一书。在之后的2年时间里，该书对慢阻肺患者的宣传教育发挥了重要的作用，赢得了患者们的广泛好评。

　　随着时间的推移，有关慢阻肺的诊断和治疗理念取得了长足的进步，尤其是最新的慢阻肺防治策略中肯定了肺康复治疗和患者教育对慢阻肺患者的积极影响。慢性阻塞性肺疾病是呼吸系统常见病及多发病，患者肺功能进行性减退，且常合并多种并发症，严重影响患者劳动力及生活质量。最新调查显示，我国40岁以上人群中慢阻肺的患病率超过10%，造成巨大的社会和经济负担。由于本病病程长、病因复杂，必须采取综合防治措施长期治疗，而在治疗过程中患者积极配合更是重中之重。为了提高患者肺康复治疗的依从性和参加健康教育的积极性，使患者正确认识自身疾病就显得尤其重要。

　　有鉴于此，我们萌生了编写一本专为患者阅读的图书的想法，力图兼顾趣味性和科学性，一方面可以提高患者对所患疾病的认识和理解，从而更好地参与治疗；另一方面希望他们能通过简单有效的渠道获得有关防治慢阻肺的知识。我们结合本院患者慢阻肺康复实践和健康教育活动的经验，在广州市科技计划基金

1

项目（201709010040）和广州市天河区科普基金项目（2016KP09）的支持下，组织国内数个大型三甲医院呼吸科专家及与慢阻肺治疗相关的医疗器械公司的专家编写此书，感谢他们以高度的责任感完成了各自承担的编写任务！

　　本书围绕慢阻肺呼吸康复的内容展开全面阐述，涵盖了疾病诊断、肺功能与肺康复的认知、药物的规范化使用、各种非药物疗法及合并症的影响与处理，并提出了对慢阻肺康复的未来展望。内容简明扼要，部分章节配有生动插图，虽然篇幅有限，但编者力图使广大慢阻肺病友在阅读本书的过程中更加容易理解。本书也可作为有关基层医生、研究生、进修生从事慢阻肺康复工作的参考读物。

　　本书汇集十余位专家的智慧和劳动撰写而成，我们对全体作者的辛勤劳动表示由衷的谢意，同时对中山大学附属第三医院党委丘国新书记和呼吸科张天托主任及出版社领导对本书出版的关怀表示感谢！对积极参与中山大学附属第三医院呼吸科"慢阻肺之家"活动的广大病友表示感谢！本书部分内容也得益于国内外专家发表的论文、著作和取得的成果，在此编者对他们表示衷心感谢！

　　对慢阻肺患者健康的关注始终是我们工作的焦点，尽管我们一直为编好这本呼吸康复教育读本在努力，但不妥之处在所难免，敬请广大读者不吝赐教，以期在本书再版之时得以改正。

周宇麒

2018 年 12 月 24 日

目　录

第一章　你了解自己的病吗 …………………………………………… 1

　第一节　什么是慢阻肺 ……………………………………………… 1

　第二节　慢阻肺的肺功能特点 …………………………………… 9

　第三节　呼吸康复的概念和实施 ……………………………… 16

　第四节　慢阻肺患者教育的重要性 …………………………… 23

　第五节　慢阻肺的合并症 ………………………………………… 25

第二章　关注你正在使用的药物 ……………………………… 39

第三章　慢阻肺的非药物疗法 ………………………………… 54

　第一节　戒　烟 ……………………………………………………… 54

　第二节　家庭无创通气和呼吸训练 …………………………… 68

　第三节　慢阻肺患者的家庭护理管理 ………………………… 73

　第四节　慢阻肺的膈肌康复治疗 ……………………………… 83

　第五节　慢性阻塞性肺疾病与误吸 …………………………… 89

　第六节　慢阻肺患者如何做好家庭氧疗 …………………… 96

　第七节　如何提高慢阻肺患者的认知功能 ………………… 99

　第八节　慢阻肺患者的运动管理 ……………………………… 111

　第九节　慢阻肺患者的营养 …………………………………… 121

　第十节　无创康复中心在慢阻肺治疗中的作用 ………… 130

第四章 慢阻肺与其他疾病 ……………………………… 133

第一节 阻塞性睡眠呼吸暂停低通气综合征 …………… 133

第二节 阻塞性睡眠呼吸暂停低通气综合征与 2 型糖尿病

……………………………………………………… 138

第三节 慢性阻塞性肺疾病合并肺结核 ……………… 142

第五章 将来会怎样 ……………………………………… 162

第一节 神通广大的远程医疗 …………………………… 162

第二节 祛痰神器—吸痰镜 …………………………… 166

第三节 药物的好管家——智能药箱 ………………… 175

第一章 你了解自己的病吗

第一节 什么是慢阻肺

一、定义

慢阻肺又称慢性阻塞性肺疾病（chronic obstructive pulmonary disease，COPD），是全世界范围内发病率和死亡率最高的疾病之一。慢性阻塞性肺疾病全球倡议（GOLD）将 COPD 定义为：是一种可以预防和可以治疗的常见病，其特征是持续存在的呼吸道症状和气流受限，而呼吸道症状和气流受限

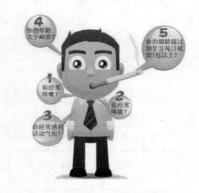

图 1 - 1　五道自测题查慢阻肺

是由有害颗粒或气体导致食道和（或）肺泡异常引起的。

对于有咳嗽、咳痰或气促的症状和（或）有危险因素接触史的患者，应考虑 COPD 的诊断，可以通过肺功能的检查来明确诊断。GOLD 已将肺功能列为 COPD 诊断的金标准。

二、病理生理特点

主要表现为慢性支气管炎及肺气肿的病理变化。吸入有害颗

粒和气体（特别是吸烟）可引起肺部的炎症。

COPD 特征性的病理生理变化是持续气流受限导致肺通气功能障碍。呼气气流受限是 COPD 的特征性病理生理学改变，也是诊断该病的关键。气流受限的原因主要有：气道平滑肌痉挛收缩和肥大，气道管腔分泌物增多，粘液堵塞管腔；肺泡结构的破坏使之对周围小气道的牵拉作用减弱，降低了维持小气道开放的能力，而这一点也正是导致 COPD 患者气流受限不可逆的重要原因。在晚期的 COPD 中，由于肺泡结构的破坏和肺血管的异常，导致通气/血流比失常和气体弥散面积的减少，使肺的气体交换能力下降，进而导致呼吸功能发生紊乱。

COPD 的病理生理及相应的肺功能改变特点，归纳如图 1 - 2 所示。

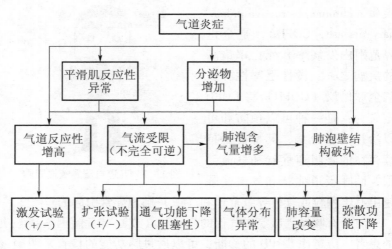

图 1 - 2　COPD 的病理生理及相应的肺功能改变特点

三、病因和发病机制

1. 吸烟

吸烟为重要的发病因素。吸烟（包括香烟、斗烟、雪茄和其他类型的烟草）会产生烟雾。吸烟者慢性支气管炎的患病率比不吸烟者高 2 ～ 8 倍，吸烟时间越长，吸烟量越大，COPD 患病率越高。

烟草中的焦油、尼古丁和氢氰酸等化学物质可损伤上皮细胞，使巨噬细胞吞噬功能降低，纤毛运动减退；粘液分泌增加，使气道净化能力减弱；支气管粘膜充血水肿和粘液聚集，从而引起感染。

慢性炎症及吸烟的刺激，会引起支气管平滑肌收缩，气流受限。烟草、烟雾还可以使氧自由基增多，诱导中性粒细胞释放蛋白酶，抑制抗蛋白酶系统，使肺弹力纤维受到破坏，诱发肺气肿。

2. 职业性粉尘和化学物质

职业性粉尘及化学物质，如烟雾、过敏源、工业废气及室内空气污染等，其浓度过大或与其接触时间过长，均可导致与吸烟无关的 COPD。

3. 空气污染

大气中的二氧化硫、二氧化氮等有害气体可损伤气道粘膜并对细胞有毒副作用，使纤毛清除能力下降，粘液分泌增多，为细菌感染创造条件。采用生物燃料取暖和烹饪所引起的室内污染，是发展中国家贫困地区女性发生 COPD 的重要危险因素。

4. 感染

感染是 COPD 发生的重要因素之一，长期、反复感染可破坏气道的正常功能，损伤支气管和肺泡。病毒、细菌和支原体是本病急性加重的重要因素。

主要病毒为流感病毒、鼻病毒和呼吸道合胞病毒等；细菌感染以肺炎链球菌、流感嗜血杆菌、卡他莫拉菌及葡萄球菌多见。

5. 蛋白酶－抗蛋白酶失衡

α_1－抗胰蛋白酶缺乏是最重要的危险因素。蛋白酶对组织有损伤破坏作用；抗蛋白酶对弹性蛋白酶等多种蛋白酶有抑制功能。

正常情况下弹性蛋白酶与其抑制因子处于平衡状态。蛋白酶增多或抗蛋白酶不足均可导致组织结构破坏从而产生肺气肿。

6. 其他

机体的内在因素，如呼吸道防御功能及免疫功能降低，以及营养、气温的突变等都可能参与 COPD 的发生和发展。

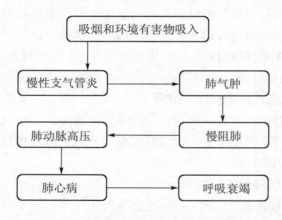

图 1－3　慢性阻塞性肺疾病的发病机制

四、临床表现

1. 症状

（1）慢性咳嗽：常晨间咳嗽明显，夜间有阵咳或排痰。

（2）咳痰：一般为白色粘液性或浆液性泡沫性痰，偶可带血丝，清晨排痰较多。

（3）气促或呼吸困难：早期在劳力时出现，后逐渐加重是COPD 的标志性症状。

（4）喘息和胸闷：重度患者或急性加重时出现喘息。

（5）其他：晚期患者有体重下降、食欲减退等现象。

2. 体征

早期可无异常，随疾病进展出现桶状胸、呼吸浅快，严重者可有张口呼吸等；触觉语颤减弱或消失。叩诊呈过清音，心浊音界缩小，肺下界和肝浊音界下降。两肺呼吸音减弱，呼气延长，部分病人可闻及干性啰音和湿性啰音。

五、诊断及鉴别诊断

1. 诊断

当患者有呼吸困难、慢性咳嗽或咳痰和（或）COPD 危险因素接触史时都应考虑诊断为 COPD。肺功能检查是确诊 COPD 的必备条件，即吸入支气管舒张药后 $FEV_1/FVC < 70\%$ 表明存在持续性气流受限。

少数患者并无咳嗽、咳痰症状，仅在肺功能检查时 $FEV_1/FVC < 70\%$，而 $FEV_1 \geqslant 80\%$ 预计值，在排除其他疾病后，亦可诊断为 COPD。

2. 鉴别诊断

（1）支气管哮喘：多在儿童或青少年期起病，以发作性喘息为特征，发作时两肺布满哮鸣音，缓解后症状消失，常有家庭或个人过敏史，支气管舒张试验阳性。

（2）支气管扩张：有反复发作咳嗽、咳痰特点，常反复咯血。合并感染时有较多脓性痰。查体常有肺部固定性湿啰音。高分辨 CT 可见支气管扩张改变。

（3）肺结核：可有午后低热、乏力、盗汗等结核中毒症状，痰检可发现结核分枝杆菌、胸部 X 片检查可发现病灶。

（4）肺癌：伴有慢性咳嗽，咳痰，痰中带血，并反复发生，胸部 X 线片及 CT 可发现占位性病变或阻塞性肺不张或肺炎。

（5）其他原因所致呼吸气腔扩大。

六、并发症

（1）慢性呼吸衰竭：常在 COPD 急性加重时发生，其症状明显加重，发生低氧血症和（或）高碳酸血症，可有缺氧和二氧化碳潴留的临床表现。

（2）自发性气胸：如有突然加重的呼吸困难，并伴有明显的发绀，患侧肺部叩诊为鼓音，听诊呼吸音减弱或消失，应考虑并发自发性气胸。

（3）慢性肺源性心脏病：由于 COPD 肺病变引起肺血管床减少及缺氧致肺动脉痉挛、血管重塑，导致肺动脉高压、右心室肥厚扩大，最终发生右心功能不全。

（4）其他疾病，如骨质疏松症、焦虑症和抑郁症、代谢综合征、阻塞性睡眠呼吸暂停综合征以及外周血管疾病等。

七、治疗

1. 稳定期治疗

教育和劝导患者戒烟；因职业或环境粉尘、刺激性气体所致者，应脱离污染环境。

支气管舒张药：短期应用以缓解症状，长期规律应用可预防和减轻症状。

祛痰药：对痰不易咳出者可选用口服盐酸氨溴索片 30mg，每天 3 次。

长期家庭氧疗：对 COPD 慢性呼吸衰竭者可提高其生活质量和生存率。对血流动力、运动能力、肺生理功能和精神状态均会产生有益的影响。持续低流量吸氧，1 ～ 2 L／min，每天 15h 以上。

2. 急性加重期治疗

确定急性加重期的原因及病情严重程度。最多见的急性加重原因是细菌或病毒感染。

根据病情严重程度决定门诊或住院治疗。

支气管舒张药的使用同稳定期。

根据病原菌种类及药物敏感试验结果，选用抗生素积极治疗。

控制性吸氧。一般的吸氧体积分数为 28% ～ 30%，应避免吸入氧浓度过高而引起二氧化碳潴留。鼻导管给氧时，估算公式为吸入氧体积分数（%）＝21＋4×氧流量（L／min）。

糖皮质激素：对需要住院治疗的急性加重期患者可考虑口服泼尼松龙 30 ～ 40mg／d，也可静脉给予甲泼尼龙，连续 5 ～ 7 天。

八、预防

COPD 的预防主要是要避免发病的高危因素、急性加重的诱发因素以及增强机体免疫力。

（1）戒烟。戒烟需要毅力和坚持，因烟草成瘾性强，通常需要 2 ～ 3 次才能戒烟成功。研究证明每次戒烟都会使你更坚强，而且从中能掌握更多如何成功戒烟的知识。

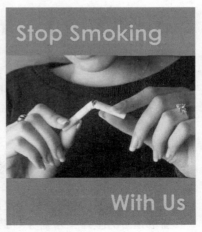

（2）控制职业病和缓解污染，减少有害气体或有害颗粒的吸入，可减轻气道和

肺的异常炎症反应。

（3）积极防治婴幼儿和儿童期的呼吸系统感染，可有助于减少以后 COPD 的发生。

（4）注射流感疫苗、肺炎链球菌疫苗等以防止 COPD 患者反复感染。

（5）加强体能锻炼，增强体质，提高机体免疫力，可帮助改善机体一般状况。

（6）对于有 COPD 高危因素的人群，应定期进行肺功能监测，以尽可能早期发现 COPD 并及时予以干预。

参 考 文 献

［1］钟南山，刘又宁 . 呼吸病学 ［M］. 2 版 . 北京：人民卫生出版社，2012：543 – 544.

［2］Global initiative for chronic obstructive lung disease. Global strategy for the diagnosis, management, and prevention of chronic obstructive pulmonary disease 2017 report ［EB/OL］. 2016 – 11 – 16 ［2016 – 12 – 09］. http：// www. goldcopd. org.

［3］Gold Executive Committee. Global strategy for the diagnosis, management and prevention of COPD（Revised 2013）［EB/OL］. http：//www. goldcopd. org/.

［4］Casas A, Troosters T, Garcia – Aymerich J, et al. Integrated care prevents hospitalizations for exacerbations in COPD patients ［J］. Eur Respir J, 2006, 28（1）：123 – 130.

［5］National Collaborating Center for Chronic Conditions. Chronic obstructive pulmonary disease：national clinical guideline on management of chronic obstructive pulmonary disease in adults in primary and secondary care ［J］. Thorax, 2004, 59（1）：1 – 232.

［6］中华医学会呼吸病学分会慢性阻塞性肺疾病学组 . 慢性阻塞性肺疾病诊治指南（2007 修订版）［J］. 中华结核和呼吸杂志, 2007（30）：8 – 17.

［7］庞红燕，杨汀，王辰 . 2016 年更新版 GOLD 慢性阻塞性肺疾病诊断、治疗和预防的全球策略简介 ［J/BE］. 中国医学前沿杂志：电子版,

2016, 8（7）：28 - 32.

[8] 郑劲平. 关于制定我国用力肺功能检查质量控制指引的建议 [J]. 中华结核和呼吸杂志, 2004（27）：716 - 717.

（周宇麒）

第二节　慢阻肺的肺功能特点

一、慢性阻塞性肺疾病的肺功能特点

1. 通气功能特点

通气功能检查是呼吸功能检查中最常用和最重要的检查内容，主要通过肺量计进行测定，包括容积 - 时间曲线和流速 - 容积曲线。

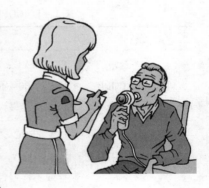

COPD 患者在容积 - 时间曲线上表现为呼气气流量减少，呼气时间延长，不能达到呼气平台或达到平台时间超过 6s，第一秒用力呼气容积（FEV_1）及其与用力肺活量（FVC）的比值（FEV_1/FVC）显著下降。COPD 患者的流速 - 容积曲线呈典型的阻塞性通气功能障碍的特点。呼气相降支向容量轴凹陷，凹陷越明显气道阻塞越重。呼气流量指标呼吸峰流速（PEF）、用力呼出 50% 肺活量的呼气流量（FEF 50%）、用力呼出 75% 肺活量的呼气流量（FEF 75%）等指标下降，见图 1 - 4。

关于 COPD 的严重程度的判断，GOLD 将 FEV_1/FVC < 70% 作为诊断 COPD 的必要条件，并根据 FEV_1，作出严重程度分级的判断。见表 1 - 1。

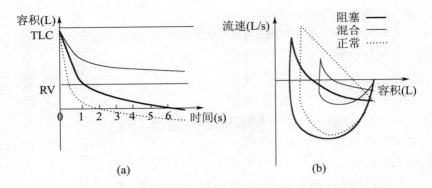

图 1-4 容积-时间曲线和流速-容积曲线

表 1-1 COPD 严重程度分级

级别	特点
Ⅰ. 轻度 COPD	$FEV_1/FVC < 70\%$ $FEV_1 \geqslant 80\%$ 预计值 伴或不伴慢性炎症（咳嗽、咳痰）
Ⅱ. 中度 COPD	$FEV_1/FVC < 70\%$ $50\% \leqslant FEV_1 < 80\%$ 预计值 伴或不伴慢性炎症（咳嗽、咳痰、呼吸困难）
Ⅲ. 重度 COPD	$FEV_1/FVC < 70\%$ $30\% \leqslant FEV_1 < 50\%$ 预计值 伴或不伴慢性炎症（咳嗽、咳痰、呼吸困难）
Ⅳ. 极重度 COPD	$FEV_1/FVC < 70\%$ $FEV_1 < 30\%$ 预计值，或 $FEV_1 < 50\%$ 预计值加上有 呼吸衰竭或右心衰竭的临床征象

注：1. FEV_1：第 1 秒用力呼气容积；FVC：用力肺活量；
　　2. 表中所有 FEV_1 值均是指使用支气管舒张剂后的 FEV_1。

2. 支气管反应性

支气管舒张试验：气道反应性和气道可逆性是气道功能改变的两个重要的病理生理特征。通过给予支气管舒张药物进行治疗，观察阻塞气道的舒缓反应的方法，称为支气管舒张试验。COPD 患者的气道阻塞

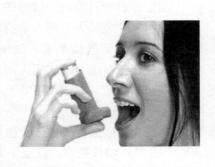

为不可逆或不完全可逆，支气管哮喘患者的气道阻塞为可逆性阻塞，因此通过支气管舒张试验对这两种气道阻塞性疾病进行鉴别。

常用吸入药物为 β_2 激动剂（如沙丁胺醇气雾剂 400μg）。比较吸入前和吸入后（15 ～ 30min）的 FEV_1 改变率≥12%，同时绝对值增加≥0.2L 为阳性标准。COPD 患者支气管舒张试验常为阴性。

支气管激发试验：COPD 患者气道反应性也可较正常人增高，特别是老年患者，其气道反应性增高与基础肺功能呈低度负相关，提示基础肺功能受到损害后，其气道反应性也随之增高。但 COPD 的气道高反应性常不如哮喘明显。

3. 肺容积特点

静态肺容积的测量可以提供大量的信息，其中最重要的是肺活量、残气量以及肺总量。肺活量（VC）通常是最大限度地吸气然后缓慢而完全地呼出来进行测量的。

一般情况下，通过测定流量－容积曲线和容积－时间曲线即可对 COPD 与限制性通气功能障碍的疾病进行鉴别，但某些情况下两者均可使肺活量（VC）下降（COPD 通过使用残气容积增加，限制性病变通过使肺活量减低），这时就须借助肺容积测定进行鉴别。

测定肺容积目前应用较多的有气体稀释法和体积描记法。由于严重阻塞性或肺大疱病人常有气体分布不均，采用气体稀释法时间过短达不到气体平衡，故所测肺总量（TLC）值出现偏差。而体积描记法对于 COPD 病人测试结果更为精确，因此建议采用体积描记法测定，对于 COPD 患者这样的一个过程需要 10 ～ 20 分钟。

COPD 患者的 RV 和 TLC 会升高，尤其是肺气肿患者。通常 RV 会比 TLC 增长更多，以至于 RV/TLC 的值也随之增长。COPD 患者呈典型的阻塞性疾病的肺容积特点：TLC、FVC、RV 增加，VC 减少，流速减慢。严重程度分级见表2。

表1-2　COPD 肺容积异常的程度评价

肺容量	正常值	类型	异常程度		
			轻度	中度	重度
TLC	80% ～ 120% 预计值	阻塞	120% ～ 130%	130% ～ 150%	>150%
VC	>80% 预计值	阻塞	70% ～ 80%	50% ～ 70%	<50%
FRC	65% ～ 135% 预计值	阻塞	135% ～ 150%	150% ～ 200%	>200%
RV	65% ～ 135% 预计值	阻塞	135% ～ 150%	150% ～ 250%	>250%

注：TLC：肺总量；VC：肺活量；FRC：功能残气量；RV：残气量。

4. 弥散功能特点

肺的弥散是用来评估氧气从肺泡到红细胞的转移过程。弥散的途径包括了肺泡气、肺泡膜、肺毛细血管内血浆、红细胞及血红蛋白。决定气体弥散的因素有：驱动压力、气体溶解度、肺泡－毛细血管的表层膜面积、细胞壁的厚度。以上任何一个因素的改变均可引起弥散量的改变。严重 COPD 患者因为肺泡壁结构破坏、融合，导致肺血管床面积减少，气体交换面积减少，加上通气/血流比例失调，从而可能导致弥散功能下降。

弥散量的检查对判断 COPD 的严重程度意义不大。呼气流速及肺活量的测定对 COPD 严重程度的评价远比弥散功能准确及敏感。然而，弥散功能情况有助于对肺气肿的判断。若虽有一定程度的气道阻塞但弥散功能接近正常，其基础病变是慢性支气管炎，而弥散功能下降的基础病变是慢性阻塞性肺气肿。

5. 气道阻力特点

气道通畅性通常以呼吸气体流速来反映，气流速度与气道管径成正比，气道管径越大，流速越通畅。反之气道痉挛、狭窄或堵塞，则气道管径变小，气体流速减慢。一般情况下，上述推论是正确的，但是却忽略了一个重要的因素，气体流速尚与气体流动的驱动压有关。相同管径下，驱动压越高，则气体流速越快。因此，仅以气体流速反映气道通畅性是不全面的。

呼吸阻抗是判断 COPD 患者气流阻塞的敏感指标。COPD 患者总气道阻力、中心气道阻力及共振频率均较正常人明显增高，电抗明显减低，并且在 5 ～ 35Hz 振荡频率下的粘性阻力和电抗有明显的频率依赖性。

6. 运动心肺功能特点

COPD 患者运动心肺功能（CPET）特点主要表现为随运动负荷的增加，通气需要增加，但通气能力减低。气流阻塞的增加伴肺弹性回缩力降低，肺通气不足导致通气血流比值失调，部分肺区过度通气，致使死腔通气量与潮气量的比值增加，因而需要增加通气排除二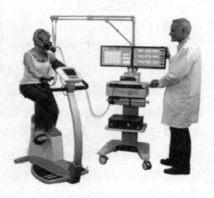氧化碳（CO_2），以维持血中二氧化碳分压（PCO_2）恒定。因低通气引起低血氧，所以在有灌注的肺单元，通过颈动脉化学感受器也会使肺通气增加。

总的说来，COPD 患者的 CPET 特点可归纳为以下几点：①低 VO_{2max}；②高 VD/VT；③高肺动脉与呼气末二氧化碳分压差 [P（a–et）CO_2]；④高 P（A–a）O_2；⑤低呼吸频率（BR）；⑥做功耗氧量增加，于低功率时出现乳酸酸中毒，代谢性酸中毒时不能进行呼吸代偿；⑦高心率储备；⑧异常（矩形 trapezoidal）呼气流量型。

二、肺功能检查在慢性阻塞性肺疾病中的临床意义

1. 诊断和分级

由于 COPD 的主要表现是气流受限，因此气流受限是诊断 COPD 所必须的。目前我国 COPD 的诊治指南和 GOLD、ATS/ERS 等世界组织的诊治指南中，均认为肺功能检查是判断气流受限的金标准，使用支气管舒张剂后如 FEV_1/FVC < 0.7 可对 COPD 做出诊断。此外，根据气流受限的程度并结合临床症状体征以及合并症，还可对 COPD 进行严重程度的分级。

2. 治疗效果的评估

确诊 COPD 后，根据我国及世界主要健康组织指南的建议，需要对 COPD 给予积极的干预、治疗和管理。在给予支气管舒张药物治疗后，可以通过肺功能检查了解阻塞气道的可逆程度和治疗效果。在 COPD 病人的急性发作期，特别是合并喘息的患者，FEV_1 可有显著的改善，但扩张后 FEV_1/FVC 比值仍低于 70%。在 COPD 缓解期，大多数病人扩张试验可能为阴性（FEV_1 改善 < 12%，绝对值 < 200mL），但由于使用药物后功能残气量下降、气体陷闭减少，可通过深吸气量（IC）反映出来。

通过运动心肺功能试验，也可了解 COPD 病人的运动耐量强度、运动时间、最大氧耗量等指标的改善情况。

3. 追踪随访

通过每年进行肺功能检查追踪随访，可了解肺功能的年递减

率，以判断 COPD 的进展恶化程度。欧洲的一项肺健康研究，通过连续 15 年的随访观察，发现戒烟者与非戒烟者的死亡率有非常显著的差异，而发生肺功能下降在戒烟者中也远少于仍然吸烟者。

参 考 文 献

[1] 穆魁津，林友华．肺功能测定原理与临床应用［M］．北京：北京医科大学，中国协和医科大学联合出版社，1992.

[2] 郑劲平．关于制定我国用力肺功能检测质量控制指引的建议［J］．中华结核和呼吸，2004（27）：716－717.

[3] 郑劲平．肺功能学——基础与临床［M］．广州：广东科技出版社，2007.

[4] 郑劲平，高怡．肺功能检查使用指南［M］．北京：人民卫生出版社，2009.

[5] Romain A，Pauwels A，Sonia Buist，et al. Global Strategy for the Diagnosis，Management，and Prevention of Chronic Obstructive Pulmonary Disease［J］．Am J Respir Crit Care Med，163，1256～1276.

[6] 中华医学会呼吸病学分会慢性阻塞性肺疾病学组．慢性阻塞性肺疾病诊治指南（2007 年修订版）［J］．中华结核和呼吸杂志，2007，30（1）：8～17.

[7] 袁玉茹．肺 CO 的弥散量测定对 COPD 诊断价值的探讨［J］．中华结核和呼吸杂志，1991，14（5）：300.

（杨海玲）

第三节　呼吸康复的概念和实施

2000 年，WHO 估计全世界有 274 万人死于 COPD。在美国，COPD 是第四位的死亡原因，仅次于心脏疾病、癌症和脑血管疾病。COPD 是一种可以预防和治疗的疾病，以气流受限为特征，气流受限不完全可逆，并呈进行性发展，与肺部对香烟及烟雾等有害气体或有害颗粒的异常炎症反应有关。COPD 主要累及肺脏，但也可引起全身的不良效应，如低体重（BMI 下降）、人体组成改变（FFM 下降）、骨骼肌功能障碍、全身炎症反应等。因此需要积极、全面介入呼吸康复。

呼吸康复又称肺康复，2013 年美国胸科协会（ATS）和欧洲呼吸协会（ERS）指出，肺康复是一种深入评估患者情况后进行的个体化综合干预，其治疗包括但不局限于运动训练、健康教育、行为干预，目的在于提高慢性呼吸性疾病患者的生理及心理状态，提高有利于健康行为的长期依从性。循证医学已经证实肺康复可以使临床获益，改善运动耐力（A 级）、减少呼吸困难（A 级）、改善生活质量（A 级）、减少住院次数（A 级）、减少焦虑抑郁（A 级）、延长生存期（B 级）等。对于 COPD 急性加重期，在急性加重的感染控制后，就可以开始运动康复。这有利于缩短住院时间，降低未来住院风险，改善生活质量和运动耐力。对气管插管、机械通气的患者进行肺康复，有利于尽早脱机和脱机后咳嗽、咳痰能力恢复。

呼吸康复的实施需要多学科团队（multidisciplinary team），包括呼吸科医生、护士、呼吸治疗师（respiratory therapists）、物理治疗师（physiotherapists）、作业治疗师（occupational therapists）、心理治疗师（psychologists）、营养师（dieticians）、临床

药师（pharmacists）、社会公益服务和职业支持（social service & vocational support）等。呼吸康复实施遵循"3E"原则，即教育（education）、运动（exercise）、情感支持（emotion）。其中教育的目的是帮助患者提高长期依从性，建立自我管理意识，包括了解病情，坚持规范治疗，防范可能导致加重和急性发作的因素，及时在医生指导下采取干预措施阻止病情加重，进行自我保健和康复，维持良好的肺功能状态。最终目标是阻止病情的严重化发展，防范急性加重和发作，保护最佳的肺功能水平，确保良好的生活质量。

呼吸康复的实施包括评估和康复治疗计划以及疗效反馈。其中肺功能检查是判断气流受限的金标准，它对 COPD 的诊断、严重程度评价、疾病进展、预后及治疗反应等均有重要意义，肺功能检查操作方便、省时，属于非创伤性的检查手段。肺功能检查包括通气功能、换气功能、小气道功能、胸廓与肺组织变应性等。

一、肺功能评估（GOLD 分级）

表 1-3 肺功能评估 $FEV_1/FVC < 0.7$ 判断为存在气流受限，肺功能评估如表 1-3 所示。

表 1-3　肺功能评估 $FEV_1/FVC < 0.7$ 判断为存在气流受限

肺功能分级	患者肺功能 FEV_1 占预计值百分比（FEV_1% pred）
1 级（轻度）	FEV_1% pred ≥ 80%
2 级（中度）	50% ≤ FEV_1% pred < 80%
3 级（重度）	30% ≤ FEV_1% pred < 50%
4 级（极重度）	FEV_1% pred < 30%

呼吸困难是 COPD 的典型症状，可采用 mMRC 问卷评估，见表 1-4。呼吸困难分级的意义：0～1 级患者的功能已达最大，可从预防、护理和宣教中得益；2～3 级可从以躯体康复训练为主的综合康复方案中得益；4 级主要从节省能量消耗、接受心理支持等方面得益。

表 1-4　mMRC 问卷评估

mMRC 分级	呼吸困难症状
0 级	正常活动无明显受限，剧烈活动时有呼吸困难，可就业
1 级	平地快步行走或爬坡时呼吸困难，通常限制于坐位职业
2 级	由于呼吸困难，平地行走时比同龄人慢或需要停下来休息
3 级	平地行走 100m 左右或数分钟后需停下来休息、喘气
4 级	因严重呼吸困难而不能离开家，或在穿衣脱衣时出现呼吸困难

稳定期 COPD 病情严重程度的综合性评估，见表 1-5。

表 1-5　COPD 综合性评估

患者综合评估分组	特征	肺功能分级	上一年急性发作次数	mMRC 分级
A 组	低风险，症状少	GOLD1～2 级	≤1 次	0～1 级
B 组	低风险，症状多	GOLD1～2 级	≤1 次	≥2 级
C 组	高风险，症状少	GOLD3～4 级	≥2 次	0～1 级
D 组	高风险，症状多	GOLD3～4 级	≥2 次	≥2 级

保持良好的肌力和耐力对促进健康、预防伤害与呼吸康复有很大帮助。肌力和耐力减退导致患者容易疲劳和疼痛，常伴随心肺运动耐力下降，运动损伤风险增加，无法完成日常活动和工作负荷。了解患者的肌力和肌肉耐力，对提高患者的运动能力，提

高心肺功能，改善生活质量，有着十分重要的意义。主要采用徒手评估法和小器械评估方法。小器械评估相对更精确，包括握力计、膝伸展肌力测定计等。徒手评估简单易行，不受场地限制，推荐使用。常用方法包括：30s内坐下起立次数、30s内单手举哑铃次数。

二、柔韧性评估

柔韧性对于预防跌倒，保持生活质量有着重要意义。COPD患者由于运动能力下降，肌力减退、柔韧性下降以及协调能力减退，导致平衡功能减退。评估患者的平衡能力，对提高慢阻肺患者的运动功能，完成各类复杂的动作，防止意外跌倒等有着十分重要的意义。

柔韧性评估包括以下各个关节。

1. 髋关节柔韧性

座椅前伸试验或坐位前伸试验，如图1-5所示。单腿伸直，记录中指到脚尖的距离。如果前伸不能通过脚尖，得到的距离是一个负数。如果能够通过脚尖，得到的距离是一个正数。

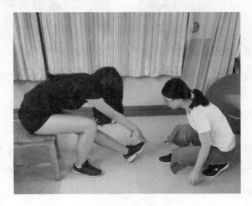

图1-5 髋关节评估

2. 肩关节柔韧性

双手于后背之间的距离，用标尺记录下所能达到的距离，见图1－6。如果双手的手指不能接触记作负数，当手指超过了彼此记作正数。

3. 躯干柔韧性

采用改良转体试验，见图1－7。开始实验时，让受试者站立，肩膀垂直于墙面。在受试者肩膀高度水平放置一把标尺。受试者的脚尖应该与标尺的30cm位置在一条重力线上。让受试者向后旋转身体，并尽可能沿着标尺向前伸展。通过测量受试者中指关节沿着尺子所能伸到的距离来评估其表现。

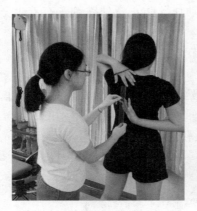
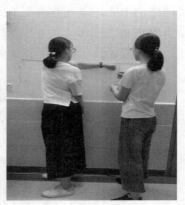

图1－6　肩关节柔韧性评估　　　图1－7　躯干柔韧性评估

三、平衡性评估

平衡性评估可采用Berg平衡量表（Berg Balance Scale）、Tinnetti量表（Performance-Oriented Assessment of Mobility）以及"站起－走"计时测试（the Timed "Up & Go" test）。

1. 静态平衡评估

评估患者单腿站立时间。当受试者双臂偏离身体两侧，或站立的下肢偏离原来的位置，或抬起的下肢接触到地面时应立即停止实验。如果受试者单腿直立的时间超过 60s，认为其平衡功能较好，则让受试者在闭眼的情况下重复实验。

2. 动态平衡评估

评估患者 1min 内双腿高抬腿交换次数。

3. 6min 步行试验

（1）场地准备。长 20～30m 的走廊，做出起始标记。

（2）物品准备。

①抢救备用物品。氧气、硝酸甘油、阿司匹林和除颤仪。

②操作应用物品。秒表（或倒计时计时器）、椅子（轮椅）、硬质夹板和工作记录表、血压计、脉氧仪、心电图机和心率表。

（3）患者准备。

①穿着舒适，穿适于行走的鞋子。

②携带其日常步行辅助工具（如手杖）。

③患者应继续服用常规药物。

④清晨或午后测试前可少许进食。

⑤试验开始前 2h 内避免剧烈活动。

（4）操作步骤。

①患者在试验前 10min 到达试验地点，于起点附近放置一把椅子，让患者就座休息。核实患者是否有试验禁忌证，确认患者穿着适宜的衣服和鞋子。测量血压、脉搏和血氧饱和度，填写工作表。

②让患者站立，应用 Borg 评分对其基础状态下的呼吸困难情况做出评分。

③按如下方式指导患者：

●这个检查的目的是在 6min 内尽可能走得远一些，患者可在这条过道上来回走。6min 时间走起来很长，患者要尽自己的全力，但请不要奔跑或慢跑。

● 患者若喘不过气来，或者觉得筋疲力尽，则可放慢行走速度甚至停下休息。患者可在休息时靠在墙上，一旦患者觉得体力恢复了，应尽快继续往下走。

● 记录6min步行距离，运动后即刻心率、血压、血氧饱和度和心电图，按表1-6进行 Borg 评分。

表1-6　Borg scale 分级

0	正常	5	严重（重度）
0.5	非常非常轻微（刚能觉察到）	6	非常严重
1	非常轻微	7	非常严重
2	很轻（轻度）	8	非常严重
3	中度	9	非常严重
4	较严重	10	非常非常严重（最大）

四、康复训练

康复训练计划的实施包括加强呼吸肌训练和运动训练。呼吸锻炼以进行有效的呼吸、增强呼吸肌特别是膈肌的肌力和耐力为主要原则，以减轻呼吸困难、提高机体活动能力、预防呼吸肌疲劳、防止发生呼吸衰竭及提高病人生活质量为目的。

常见的呼吸功能锻炼方法有腹式呼吸、缩唇呼吸和全身呼气体操。使用 acapella 等 PEP 正压通气呼吸装置，松动气道内残留分泌物，预防和治疗肺不张，并改善支气管扩张剂在肺内的输送。

运动训练包括上肢和下肢的肌力和耐力以及柔韧性、平衡性训练。氧疗及无创通气也是肺康复重要的方面，运动诱发严重低氧血症的患者，在康复运动训练期间应采用氧疗（1C 级）；运动未诱发低氧血症的患者，在高强度运动训练期间采用氧疗可进一步改善运动耐力（2C 级），无创通气作为严重 COPD 患者运动训练的辅助治疗（2B 级）。

（温红梅　许长城）

第四节　慢阻肺患者教育的重要性

健康教育是通过对患者进行系统、有计划、有组织的教育活动，促使患者自觉采纳有益于健康的行为和生活方式。知信行理论认为，只有当人们了解有关的健康知识，建立起积极、正确的信念和态度，才可能主动形成有益于健康的行为，达到最佳健康状态。通过系统合理的健康教育，可以使患者获得更全面的慢阻肺知识，提高治疗依从性，促使患者自觉改变不良生活方式，提高自我护理、健康行为及日常生活活动能力等，明显改善生活质量。患者依从性差，不能正确服药等均可导致治疗失败、病情加重或反复发作等后果，而这些与健康教育不足密不可分。国外研究也发现，仅有约50%慢阻肺患者能完全遵医嘱服药，仅有10%的患者能正确使用吸入药物。

对于慢性阻塞性肺疾病病人而言，一份全面、个体化的健康教育内容是非常重要的。制定健康教育内容不仅要具有良好的可行性和安全性，同时需要对病人的病情有实质性帮助，使患者在肺功能上、症状上或生活质量上有所改善，从而使其能够持续进行肺康复方面锻炼。

健康教育的重要性同时体现在其目的上，主要包括以下几个方面：

（1）积极参加宣教活动，主动学习。包括了解呼吸相关知识以及慢阻肺相关知识，积极参与肺康复的各项活动，熟悉病情评估的客观手段，及时发现病情变化，争取得到及时的处理，减少急性加重及其损害。

（2）正确使用吸氧、无创通气等设备。告知其使用吸氧机、无创通气等辅助设备的重要性，训练其正确使用，达到改善缺氧状态，促进肺功能康复。

（3）养成良好的生活方式，培养良好的饮食习惯，使患者在饮食上改善营养状态，以便肺康复的实现。

（4）自我管理日常生活活动，结合自身及肺康复计划，坚持参加肺康复活动及日常生活活动，争取在运动耐量上有所改善。

总之，患者的健康教育就是教育患者培养良好的生活方式，培养良好的行为习惯，自我管理约束；自我发现问题，及时与医生等专业人员沟通解决；达到长期有效控制病情，实现肺康复目的。

参 考 文 献

［1］ Boland MR, Tsiachristas A, Kruis AL, et al. The health economic impact of disease management programs for COPD: a systematic literature review and meta-analysis ［J］. BMC Pulmonary Medicine, 2013, 13（1）: 40.

［2］ Cr ozier Tiy AT. Advance care planning education in pulmonary rehabilitation: A qualitative study exploring participant perspectives ［J］. Palliat Med, 2014, 27（6）: 508 – 515.

［3］ Dympna Casey, Kathy Murphy, Declan Devane, et al. The effectiveness of a structured education pulmonary rehabilitation programme for improving the health status of people with moderate and severe chronic obstructive pulmonary disease in primary care: the PRINCE cluster randomised trial ［J］. Thorax 2013, 68（10）: 922 – 928.

［4］ Enrico Clini, Stefania Costi , Silvano Lodi. Non-pharmacological treatment for chronic obstructive ［J］. Med Sci Monit, 2003, 9（12）: RA300 – 305.

［5］ Rabe KF, Hurd S, Anzueto A, et al. Global strategy for the diagnosis, management, and prevention of chronic obstructive pulmonary disease: GOLD executive summary [J]. Am J Respir Crit Care Med, 2007, 176 (6): 532 – 555.

[7] Altenburg WA, de Greef MH, ten Hacken NH, et al. A better response in exercise capacity after pulmonary rehabilitation in more severe COPD patients [J]. Respir Med, 2012, 106 (5): 694 – 700.

[8] Egan C, Deering BM, Blake C, et al. Short term and long term effects of pulmonary rehabilitation on physical activity in COPD [J]. Respir Med., 2012, 106 (12): 1671 – 1679.

[9] Breyer MK, Spruit MA, Hanson CK, et al. Prevalence of Metabolic Syndrome in COPD Patients and Its Consequences [J]. PLoS One., 2014, 9 (6): e98013.

[10] Kuzma AM, Meli Y, Meldrum C, et al. Multidisciplinary care of the patient with chronic obstructive pulmonary disease [J]. Proc Am Thorac Soc, 2008, 5 (4): 567 – 571.

（冯定云）

第五节　慢阻肺的合并症

慢性阻塞性肺疾病（COPD）常合并其他疾病，这些合并症的存在常常影响疾病的预后。慢阻肺常见的合并症包括心血管疾病、骨质疏松、焦虑和抑郁、肺癌、肺炎、代谢综合征、支气管扩张、骨骼肌功能障碍、睡眠呼吸暂停等。慢阻肺合并症的治疗包括两个方面，一方面是慢阻肺的治疗，另一方面是合并症的治疗。合并症的治疗与非慢阻肺患者类似。

一、心血管疾病

心血管疾病是慢阻肺患者最常见的合并症。Soriano 等报道慢阻肺患者中心血管疾病的发病率为 22.6%，相当于非慢阻肺患者的 4 倍。慢阻肺患者常见的心血管合并症包括缺血性心肌病、心力衰竭、心房纤颤、高血压等。

1. 缺血性心肌病

由于部分缺血性心肌病（ischemic heart disease，IHD）起病隐匿，胸痛、呼吸困难、运动能力下降等症状常被误认为是慢阻肺急性加重所致，所以容易漏诊。Brekke 等报道，利用心电图的心肌梗死损伤评分（cardiac infarction injury score，CIIS）进行评估，慢阻肺患者中 IHD 发病率高达 27.7%，但只有 15.6% 的患者诊断为慢阻肺合并 IHD。因此，对慢阻肺患者应常规进行心电图、心脏彩超、肌钙蛋白、心肌酶等检查以免漏诊。

（1）慢阻肺患者 IHD 的治疗。目前尚无证据表明 IHD 的治疗需要因慢阻肺的存在而调整。慢阻肺患者 IHD 的治疗应遵循 IHD 指南，按照其分型及疾病的严重程度选用介入治疗和药物治疗。药物治疗包括使用硝酸酯类药物、β 受体阻滞剂、钙通道阻滞剂、抗血小板聚集、调节血脂等。近年的文献表明，在心梗前后使用 β 受体阻滞剂可提高慢阻肺患者的生存率；高选择性 β_1 受体阻滞剂不会影响患者的 FEV_1 和 β_2 受体激动剂的疗效；与非选择性 β 受体阻滞剂相比，高选择性 β_1 受体阻滞剂能减少住院慢阻肺患者出院 30 天内再住院的风险。然而，Ekstrom 等研究表明，严重低氧的慢阻肺患者使用 β 受体阻滞剂会增加死亡率。因此，严重低氧的慢阻肺患者需慎用 β 受体阻滞剂。对长期使用高选择性 β_1 受体阻滞剂的 IHD 患者，在慢阻肺急性加重期不需要停药。他汀类药物有降低胆固醇、抗炎、免疫调节和抗氧化作用。目前循证证据支持在慢阻肺合并 IHD 或高脂血症患者中使用他汀类药物，但不建议在无此类并发症的患者中使用。

（2）IHD 患者的慢阻肺治疗。目前尚无证据表明慢阻肺的治疗需因合并 IHD 而调整。IHD 患者的慢阻肺治疗应遵循慢阻肺防治指南。对合并 IHD 的慢阻肺患者，应尽量避免使用超高剂量 β_2 受体激动剂。

2. 心力衰竭

心力衰竭（heart failure，HF）是慢阻肺的常见并发症。慢阻肺患者出现心衰的风险比对照人群高出 4.5 倍。在 65 岁以上、从未诊断心衰的初诊慢阻肺患者中，有 20.5% 合并慢性左心衰。急性左心衰和慢阻肺急性加重在临床工作中常被混淆，需要谨慎鉴别。

（1）慢阻肺患者 HF 的治疗。按照欧洲心血管病学会的 HF 指南推荐，HF 的治疗包括控制应用正性肌力药、血管扩张剂、利尿剂、肾素 – 血管紧张素 – 醛固酮系统抑制剂、β 受体阻滞剂等。Salpeter 等报道，长期应用高选择性 β_1 受体阻滞剂安全性好，不加重慢阻肺患者的呼吸系统症状，也不影响 β_2 受体激动剂的疗效。高选择性 β_1 受体阻滞剂治疗 HF 的获益超过潜在风险，即使在严重慢阻肺患者中也是如此。对外周血氧饱和度低于 90% 的心衰患者可考虑无创正压通气治疗。但是无创通气治疗应在一般治疗的基础上使用，单独使用可能使心衰患者病情恶化。

（2）HF 患者的慢阻肺治疗。没有证据表明慢阻肺的治疗需因合并 HF 而调整，HF 患者的慢阻肺治疗应遵循慢阻肺防治指南。Au DH 报道，对明确存在左室收缩功能障碍、每月吸入 3 罐以上 β 受体激动剂的慢阻肺患者，因 HF 住院（RR =2.1）以及死亡（RR = 2.0）的风险较对照组均明显增加，提示需谨慎使用大量 β 受体激动剂治疗合并有 HF 的慢阻肺患者。

3. 心房纤颤

心房纤颤（atrial fibrillation，AF）是慢阻肺最常见的心律失常。

（1）慢阻肺患者房颤的治疗。治疗方法同房颤指南。对新发生的房颤，纠正低氧及酸中毒是首要的治疗措施。如需应用 β 受体阻滞剂，应首选高选择性 β_1 受体阻滞剂。

（2）房颤患者慢阻肺的治疗。治疗遵循慢阻肺的防治指南。吸入 β_2 受体激动剂可增加慢阻肺患者房颤的风险。

4. 高血压

高血压（hypertension）是慢阻肺患者最常出现的合并症。

（1）慢阻肺患者的高血压治疗。

①非药物治疗：减少钠盐摄入，增加钾盐摄入，控制体重，戒烟，限制饮酒，体育运动，减轻精神压力等。

②药物治疗：按照小剂量、尽量选用长效制剂、联合用药、个体化的原则，选用钙通道阻滞剂、血管紧张素转化酶抑制剂、血管紧张素 Ⅱ 受体阻断剂、利尿剂和高选择性 β 受体阻滞剂等。

（2）高血压患者慢阻肺的治疗。遵循慢阻肺的防治指南。

二、骨质疏松

骨质疏松是慢阻肺的常见合并症，提示慢阻肺患者健康状况和预后较差。慢阻肺患者发生骨质疏松的机制目前尚不十分清楚，文献报道与年龄、吸烟、低氧血症、全身炎症反应、应用糖皮质激素、营养不良和外周骨骼肌功能障碍等多种因素有关。一项为期 40 周的大规模多中心随机对照试验表明，长期吸入曲安奈德治疗会伴随骨组织的丢失。但长期吸入布地奈德（EUROSCOP 研究）和丙酸氟替卡松（TORCH 研究）未发现类似结果。提示吸入糖皮质激素（inhaled corticosteroids，ICS）治疗对骨质疏松的影响不能一概而论。药物流行病学研究发现 ICS 与慢阻肺患者骨折发生存在量–效关系，尤其在每日吸入激素剂量超过 $1600\mu g$ 的患者中骨折发生的风险明显升高（OR = 1.80，95% CI 1.04～3.11），但这些研究并未充分考虑慢阻肺的严重程度以及急性加重的治疗。因此，目前慢性阻塞性肺疾病全球倡议（GOLD）指南并不推荐对合并骨质疏松的慢阻肺患者调整 ICS 的用量，但强调应尽量避免反复全身使用激素。

1. 慢阻肺的治疗

（1）由于呼气流速受限可影响患者的日常活动，使静坐的生活方式增加，从而增加骨质疏松的风险，因此 GOLD 推荐对所有患者使用长效支气管舒张剂治疗。

（2）对严重患者长期使用 ICS、ICS/长效 β_2 肾上腺素受体激动剂（long-acting beta 2 adrenergic agonists，LABAs）或长效抗胆碱能药物（long-acting anticholinergic，LAMA）以减少急性加重。

（3）减少全身糖皮质激素的应用，推荐急性加重期小剂量、短时间口服糖皮质激素治疗。推荐用法：强的松 40mg，QD，治疗 5 天。

2. 骨质疏松的防治

（1）为避免骨质进一步丢失，应戒烟，保证营养支持，增加体力活动。

（2）补充钙剂和维生素 D：对 50 岁以上患者，应用口服激素或大剂量 ICS 治疗时，推荐每日摄入钙剂 1200mg 和维生素 D 800 IU。

（3）二膦酸盐：①每日使用强的松 ≥5 ~ 7.5mg 且骨密度评分 < -1；②年累计使用强的松 >800mg；③既往脆性骨折病史且骨密度评分 < -2.5。以上情况可考虑使用。

（4）雌激素：应用糖皮质激素、性腺机能低下的围绝经期妇女可考虑使用。

（5）甲状旁腺激素类似物：长期使用糖皮质激素治疗并存在高骨折风险的患者可考虑使用。

三、焦虑和抑郁

焦虑和抑郁是慢阻肺的主要合并症。由于研究对象的不同和对焦虑、抑郁的定义不同，不同研究中慢阻肺合并焦虑和抑郁的比例差别巨大。年轻、女性、长期吸烟、低 FEV_1、频繁咳嗽、低社会经济阶层、生活质量差和心血管疾病史是慢阻肺合并焦虑和抑郁的主要危险因素。合并焦虑和抑郁会影响慢阻肺患者的活动能力，降低生活质量，减少药物依从性，增加再次住院和死亡风险。目前大部分慢阻肺合并焦虑和抑郁患者并未得到有效治疗，也无充足的证据证明抗焦虑、抗抑郁药物治疗有效或无效。5 - 羟色胺再摄取抑制剂存在过度应用安全性问题，慢阻肺合并抑郁症的治疗应首选三环类抗抑郁药。除药物治疗外，慢阻肺合并焦虑和抑郁的治疗还包括健康教育、心理调控、肺康复治疗、放松疗法和认知行为疗法等。

四、肺癌

肺癌常见于慢阻肺患者，是轻度慢阻肺患者最常见的死亡原因。

慢阻肺患者的肺癌治疗可按照肺癌指南进行。然而，慢阻肺患者肺功能下降，会限制肺癌手术治疗的可操作性或手术范围。

合并肺癌并不影响慢阻肺的治疗，应遵循慢阻肺治疗指南。

五、感染

TORCH 研究表明，长期吸入丙酸氟替卡松可能增加慢阻肺患者肺炎的风险，但对死亡率无明显影响。Kew 报道，吸入布地奈德引起肺炎的风险低于氟替卡松，但这可能与不同研究中肺炎的定义不同有关。若使用 ICS 治疗的慢阻肺患者反复出现肺炎，需要停用 ICS，观察 ICS 是否是引起反复肺炎的原因。

六、代谢综合征和糖尿病

在慢阻肺患者中高血压、高脂血症、肥胖症和糖尿病非常常见。其发病机制目前尚不清楚，文献报道称可能与全身炎症反应、体力活动减少和频繁使用糖皮质激素等因素有关。对合并代谢综合征和糖尿病的慢阻肺患者，治疗应遵循各自的临床指南，慎用全身糖皮质激素和非选择性 β 受体阻滞剂。在合并糖尿病的严重慢阻肺患者中，不推荐将患者体重指数控制在 $21\text{kg}/\text{m}^2$ 以下。

七、支气管扩张

随着高分辨 CT 越来越多地应用于临床，慢阻肺患者合并支气管扩张越来越多地被发现。文献报道，合并支气管扩张的慢阻肺患者常伴有急性加重期延长和死亡率增高。

治疗慢阻肺患者的支气管扩张，在遵循慢阻肺治疗策略的同时应联合支气管扩张的常规治疗。目前无证据表明，长期口服或吸入抗生素能减少慢阻肺患者的急性加重。但是部分此类患者可能需要比普通慢阻肺患者更强效、更持久的抗生素治疗。

八、外周骨骼肌功能障碍

外周骨骼肌功能障碍是慢阻肺患者最常见的合并症。其发病机制目前尚不清楚，文献报道称与吸烟、缺氧、全身炎症反应、遗传、营养不良、糖皮质激素使用和久坐的生活方式等多种因素有关。下肢比上肢更容易出现骨骼肌力量、耐力下降和易疲劳性增加。国内巨春蓉等报道，慢阻肺患者股四头肌最大主动收缩力和耐力较正常人下降30%～50%，且下降程度与患者气流阻塞程度呈正相关。

1. 慢阻肺患者外周骨骼肌功能障碍的治疗

（1）运动训练。包括耐力训练和阻抗训练两种。运动训练强度是影响疗效的重要因素，高强度运动训练可使患者获益更多。但是严重慢阻肺患者对于高强度运动训练常难以耐受和坚持。对不能耐受的患者可采用低强度运动训练、间歇训练和神经肌肉电刺激。

（2）药物治疗。

①促合成代谢类激素：文献报道对性腺功能减退的慢阻肺患者，进行阻抗训练的同时使用睾酮 100mg／周，持续 10 周，可提高股四头肌的力量和耐力。

②胃促生长素：缓慢静注胃促生长素 2μg／kg，1 天 2 次，连续 21 天可增加恶病质慢阻肺患者的去脂体重、股四头肌力量以及 6 分钟步行距离。

③N－乙酰半胱氨酸：小样本临床研究表明，N－乙酰半胱氨酸 600mg，Tid，连续 4 天，然后 600mg／d 维持可提高慢阻肺患者股四头肌力量。

④其他：左西孟坦、补充维生素 D 以及血管紧张素转化酶抑制剂等。

2. 慢阻肺的治疗

遵循慢阻肺全球防治指南。

九、阻塞性睡眠呼吸暂停低通气综合征

阻塞性睡眠呼吸暂停低通气综合征（obstructive sleep apnea hypopnea syndrome，OSAHS）是慢阻肺患者的常见合并症。慢阻肺–OSAHS 重叠综合征（overlap syndrome，OS）是指慢性阻塞性肺疾病与 OSAHS 同时并存，此概念于 1985 年由 Flenley 首次提出。与单独的慢阻肺或 OSAHS 相比，OS 患者有更严重的睡眠相关低氧血症，发生呼吸衰竭、肺动脉高压、肺心病、脑血管意外、心肌梗死、高血压病的风险也显著增加。OS 的治疗应注意以下几个方面：

（1）治疗慢阻肺的药物可能影响睡眠质量。吸入福莫特罗或糠酸莫米他松／福莫特罗对慢阻肺患者的睡眠质量有改善作用；吸入沙美特罗对睡眠质量无明显影响；吸入异丙托溴铵和噻托溴

铵可改善 OS 患者夜间低氧和睡眠质量。Wood-Baker 报道，在慢阻肺急性加重期应用全身激素治疗，出现失眠的几率是对照人群的 3 倍以上。应用 ICS 治疗暂未发现类似报道。Mulloy 认为茶碱类药物短期使用对呼吸暂停有改善作用，但最终可能会对睡眠质量造成更大的损害。

（2）改善睡眠药物。选用无呼吸抑制副作用的药物，如唑吡坦。

（3）肺康复。肺康复不仅可以改善慢阻肺患者运动能力和生活质量，对睡眠质量也有显著改善。

（4）合理膳食。控制体重可改善夜间呼吸暂停症状。对合并有高血压、充血性心衰、肺动脉高压的患者，推荐低钠饮食。

（5）夜间氧疗。

（6）无创通气治疗。可选用双水平持续气道正压通气（Bi-PAP）治疗。

参 考 文 献

[1] Soriano J B, Visick G T, Muellerova H, et al. Patterns of comorbidities in newly diagnosed COPD and asthma in primary care [J]. Chest, 2005, 128（4）: 2099 – 2107.

[2] Brekke P H, Omland T, Smith P, et al. Underdiagnosis of myocardial infarction in COPD-Cardiac Infarction Injury Score（CIIS）in patients hospitalised for COPD exacerbation [J]. Respiratory medicine, 2008, 102（9）: 1243 – 1247.

[3] Quint J K, Herrett E, Bhaskaran K, et al. Effect of beta blockers on mortality after myocardial infarction in adults with COPD: population based cohort study of UK electronic healthcare records [J]. BMJ, 2013, 347: f 6650.

[4] Salpeter S, Ormiston T, Salpeter E. Cardioselective beta-blockers for chronic obstructive pulmonary disease [J]. Cochrane Db Syst Rev, 2005, （4）: CD003566.

[5] Stefan M S, Rothberg M B, Priya A, et al. Association between beta-blocker

therapy and outcomes in patients hospitalised with acute exacerbations of chronic obstructive lung disease with underlying ischaemic heart disease, heart failure or hypertension [J]. Thorax, 2012, 67 (11): 977 – 984.

[6] Ekström M P, Hermansson A B, Ström K E. Effects of cardiovascular drugs on mortality in severe chronic obstructive pulmonary disease: a time-dependent analysis [J]. American journal of respiratory and critical care medicine, 2013, 187 (7): 715 – 720.

[7] Smith M C, Wrobel J P. Epidemiology and clinical impact of major comorbidities in patients with COPD [J]. International journal of chronic obstructive pulmonary disease, 2014, 9: 871 – 888.

[8] McMurray J J, Adamopoulos S, Anker S D, et al. ESC guidelines for the diagnosis and treatment of acute and chronic heart failure 2012: The Task Force for the Diagnosis and Treatment of Acute and Chronic Heart Failure 2012 of the European Society of Cardiology. Developed in collaboration with the Heart Failure Association (HFA) of the ESC [J]. European journal of heart failure, 2012, 14 (8): 803 – 869.

[9] Rutten F H, Cramer M J, Grobbee D E, et al. Unrecognized heart failure in elderly patients with stable chronic obstructive pulmonary disease [J]. European heart journal, 2005, 26 (18): 1887 – 1894.

[10] Howlett J G. Current treatment options for early management in acute decompensated heart failure [J]. The Canadian journal of cardiology, 2008, 24 Suppl B: 9B – 14B.

[11] Au D H, Udris E M, Fan V S, et al. Risk of mortality and heart failure exacerbations associated with inhaled beta-adrenoceptor agonists among patients with known left ventricular systolic dysfunction [J]. Chest, 2003, 123 (6): 1964 – 1969.

[12] European Heart Rhythm Association, European Association for Cardio-Thoracic Surgery, Camm A J, et al. Guidelines for the management of atrial fibrillation: the Task Force for the Management of Atrial Fibrillation of the European Society of Cardiology (ESC) [J]. European heart journal, 2010, 31 (19): 2369 – 2429.

［13］ Lainscak M, Dagres N, Filippatos G S, et al. Atrial fibrillation in chronic non-cardiac disease: where do we stand? ［J］. International journal of cardiology, 2008, 128 (3): 311 – 315.

［14］ Salpeter S R, Ormiston T M, Salpeter E E. Cardiovascular effects of beta-agonists in patients with asthma and COPD: a meta-analysis ［J］. Chest, 2004, 125 (6): 2309 – 2321.

［15］ Myers E R, Wilson S E. Biomechanics of osteoporosis and vertebral fracture ［J］. Spine, 1997, 22 (24 Suppl): 25S – 31S.

［16］ Pujades-Rodriguez M, Smith C J, Hubbard R B. Inhaled corticosteroids and the risk of fracture in chronic obstructive pulmonary disease ［J］. QJM, 2007, 100 (8): 509 – 517.

［17］ Cooper C B. The connection between chronic obstructive pulmonary disease symptoms and hyperinflation and its impact on exercise and function ［J］. Am J Med, 2006, 119 (10): S21 – S31.

［18］ Langhammer A, Forsmo S, Syversen U. Long-term therapy in COPD: any evidence of adverse effect on bone? ［J］. International journal of chronic obstructive pulmonary disease, 2009, 4: 365.

［19］ Hanania N A, Mullerova H, Locantore N W, et al. determinants of depression in the ECLIPSE chronic obstructive pulmonary disease cohort ［J］. American journal of respiratory and critical care medicine, 2011, 183 (5): 604 – 611.

［20］ Anderson D, Macnee W. Targeted treatment in COPD: a multi-system approach for a multi-system disease ［J］. International journal of chronic obstructive pulmonary disease, 2009, 4: 321 – 335.

［21］ Kew K M, Seniukovich A. Inhaled steroids and risk of pneumonia for chronic obstructive pulmonary disease ［J］. The Cochrane database of systematic reviews, 2014, 3: CD010115.

［22］ Sethi S. Infection as a comorbidity of COPD ［J］. The European respiratory journal, 2010, 35 (6): 1209 – 1215.

［23］ Calverley P M, Anderson J A, Celli B, et al. Salmeterol and fluticasone propionate and survival in chronic obstructive pulmonary disease ［J］. New

England Journal of Medicine, 2007, 356 (8): 775 - 789.

[24] Patel I S, Vlahos I, Wilkinson T M, et al. Bronchiectasis, exacerbation indices, and inflammation in chronic obstructive pulmonary disease [J]. American journal of respiratory and critical care medicine, 2004, 170 (4): 400 - 407.

[25] Martinez-Garcia M A, de la Rosa Carrillo D, Soler-Cataluna J J, et al. Prognostic value of bronchiectasis in patients with moderate-to-severe chronic obstructive pulmonary disease [J]. American journal of respiratory and critical care medicine, 2013, 187 (8): 823 - 831.

[26] 巨春蓉, 陈荣昌. 慢性阻塞性肺疾病患者股四头肌肌力下降的临床分析 [J]. 中华结核和呼吸杂志, 2008, 31 (8): 566 - 570.

[27] Casaburi R, Patessio A, Ioli F, et al. Reductions in exercise lactic acidosis and ventilation as a result of exercise training in patients with obstructive lung disease [J]. American review of respiratory disease, 1991, 143 (1): 9 - 18.

[28] Vogiatzis I. Strategies of muscle training in very severe COPD patients [J]. The European respiratory journal, 2011, 38 (4): 971 - 975.

[29] Maddocks M, Murton A J, Wilcock A. Improving muscle mass and function in cachexia: non-drug approaches [J]. Current opinion in supportive and palliative care, 2011, 5 (4): 361 - 364.

[30] Casaburi R, Bhasin S, Cosentino L, et al. Effects of testosterone and resistance training in men with chronic obstructive pulmonary disease [J]. American journal of respiratory and critical care medicine, 2004, 170 (8): 870 - 878.

[31] Nagaya N, Itoh T, Murakami S, et al. Treatment of cachexia with ghrelin in patients with COPD [J]. Chest, 2005, 128 (3): 1187 - 1193.

[32] Koechlin C, Couillard A, Simar D, et al. Does oxidative stress alter quadriceps endurance in chronic obstructive pulmonary disease? [J]. American journal of respiratory and critical care medicine, 2004, 169 (9): 1022 - 1027.

[33] Doorduin J, Sinderby C A, Beck J, et al. The calcium sensitizer levosimen-

dan improves human diaphragm function [J]. American journal of respiratory and critical care medicine. 2012, 185 (1): 90 – 95.

[34] Mieczkowski B, Ezzie M E. Update on obstructive sleep apnea and its relation to COPD [J]. International journal of chronic obstructive pulmonary disease, 2014, 9: 349 – 362.

[35] Tashkin D P, Doherty D E, Kerwin E, et al. Efficacy and safety characteristics of mometasone furoate/formoterol fumarate fixed-dose combination in subjects with moderate to very severe COPD: findings from pooled analysis of two randomized, 52-week placebo-controlled trials [J]. International journal of chronic obstructive pulmonary disease, 2012, 7: 73 – 86.

[36] Rasche K, Duchna H W, Lauer J, et al. Obstructive sleep apnea and hypopnea efficacy and safety of a long-acting β_2-agonist [J]. Sleep and breathing, 1999, 3 (4): 125 – 130.

[37] Martin R J, Bartelson B L, Smith P, et al. Effect of ipratropium bromide treatment on oxygen saturation and sleep quality in COPD [J]. Chest, 1999, 115 (5): 1338 – 1345.

[38] McNicholas W T, Calverley P M A, Lee A, et al. Long-acting inhaled anticholinergic therapy improves sleeping oxygen saturation in COPD [J]. European Respiratory Journal, 2004, 23 (6): 825 – 831.

[39] Wood-Baker R R, Gibson P G, Hannay M, et al. Systemic corticosteroids for acute exacerbations of chronic obstructive pulmonary disease [J]. The Cochrane database of systematic reviews, 2005, (1): CD001288.

[40] Mulloy E, McNicholas W T. Theophylline in obstructive sleep apnea. A double-blind evaluation [J]. Chest, 1992, 101 (3): 753 – 757.

[41] Steens R D, Pouliot Z, Millar T W, et al. Effects of zolpidem and triazolam on sleep and respiration in mild to moderate chronic obstructive pulmonary disease [J]. Sleep, 1993, 16 (4): 318 – 326.

[42] Soler X, Diaz-Piedra C, Ries A L. Pulmonary rehabilitation improves sleep quality in chronic lung disease [J]. COPD, 2013, 10 (2): 156 – 163.

[43] Calhoun D A, Jones D, Textor S, et al. Resistant hypertension: diagnosis, evaluation, and treatment. A scientific statement from the American Heart

Association Professional Education Committee of the Council for High Blood Pressure Research [J]. Hypertension, 2008, 51 (6): 1403 - 1419.

[44] Yancy C W, Jessup M, Bozkurt B, et al. 2013 ACCF/AHA guideline for the management of heart failure: a report of the American College of Cardiology Foundation/American Heart Association Task Force on practice guidelines [J]. Journal of the American College of Cardiology, 2013, 62 (16): e147 - e239.

[45] McLaughlin V V, Archer S L, Badesch D B, et al. ACCF/AHA 2009 Expert Consensus Document on Pulmonary Hypertension: A Report of the American College of Cardiology Foundation Task Force on Expert Consensus Documents and the American Heart Association Developed in Collaboration with the American College of Chest Physicians; American Thoracic Society, Inc.; and the Pulmonary Hypertension Association [J]. Journal of the American College of Cardiology, 2009, 53 (17): 1573 - 1619.

（陈 瑞）

第二章　关注你正在使用的药物

与其他呼吸系统疾病一样，慢阻肺的用药途径主要有静脉注射、口服和吸入法，如图 2 – 1 所示。

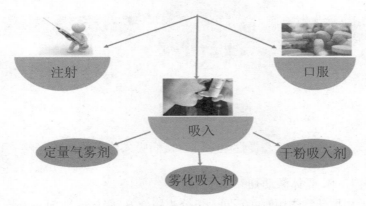

图 2 – 1　慢性阻塞性肺疾病的用药途径

本章着重介绍稳定期慢阻肺患者的药物使用。

一、支气管舒张剂

支气管舒张剂是控制慢阻肺症状的重要治疗药物。顾名思义，其具有松弛支气管平滑肌，扩张支气管，从而缓解气流阻塞的作用。在医生的指导下，患者短期按需使用能够缓解症状，长期规律应用则可减轻甚至预防症状，增加运动耐力。β_2 受体激动剂、抗胆碱能药物和茶碱类药物都是临床上常用的支气管舒张剂，可通过口服或吸入途径给药。其中口服药又分为普通剂型、缓释剂型和控释剂型，吸入方法则主要有压力定量吸入、干粉定量吸入和水溶剂型雾化吸入法。与口服药物相比，吸入剂所用药物剂量小、副作用小、作用直接迅速且局部药物浓度高（见图2-2），因此，多优先选择吸入治疗。

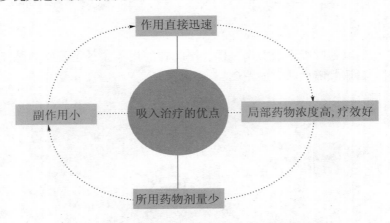

图2-2　慢性阻塞性肺疾病吸入治疗的优点

1. β₂受体激动剂

　　根据药物作用时间不同，可分为短效β₂受体激动剂和长效β₂受体激动剂。前者主要有沙丁胺醇、特布他林，临床上使用较多的是硫酸沙丁胺醇气雾剂（万托林），可在数分钟内开始起效，15～30min达到作用峰值，疗效持续4～5h，每次剂量100～200μg（1～2揿），必要时可每4h重复1次，一天内不超过8揿。长效β₂受体激动剂的代表药物主要有福莫特罗和沙美特罗吸入剂，持续作用时间超过12h，用于维持治疗，能够减少慢阻肺患者的急性加重，改善患者的生活质量。近年来，新一代吸入型超长效β₂肾上腺素受体激动剂茚达特罗（昂润）被成功研发并投入临床应用，能有效舒张小气道，对慢阻肺患者的支气管舒张作用长达24h，而且起效迅速，在改善肺功能的同时可减少急救药物的使用。此外，口服制剂如班布特罗、贴剂如妥洛特罗，也可用于改善慢阻肺患者的症状。慢阻肺病人常用的吸入装置如图2−3所示。

慢阻肺病人常用吸入装置

压力定量吸入器　　　　　　　　多剂量干粉吸入器

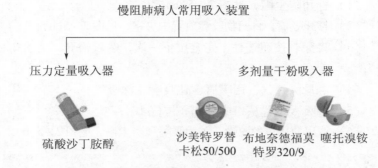

硫酸沙丁胺醇　　　　沙美特罗替　布地奈德福莫　噻托溴铵
　　　　　　　　　　卡松50/500　特罗320/9

图2−3　慢阻肺患者常用吸入装置

万托林吸入方法：

（1）取坐位或卧位，摘下保护盖，见图2−4（a）；

（2）用药前摇晃3～4次，保证充分混匀；

（3）吸入器直立位，放在拇指和食指之间，见图2−4（b）；

（4）正常呼吸；

（5）用嘴唇包紧咬嘴，到呼气末，按压金属罐同时吸气达3～4s，移开咬嘴，屏气10s。

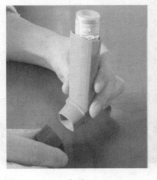
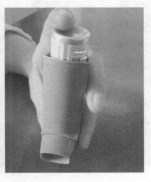

　　　　（a）　　　　　　　　　　（b）

图2−4　压力定量吸入器使用方法（万托林）

昂润吸入方法：

（1）打开防尘帽，见图2-5(a)；

（2）打开吸嘴，将药物胶囊放置中央室，见图2-5(b)；

（3）将穿刺按钮按住，完全按下一次，然后松开，见图2-5(c)；

（4）尽量深呼气，用嘴唇含住吸嘴，深吸气；

（5）将吸入装置从口中拿出，屏气10s；

（6）取出使用过的胶囊，关闭吸嘴和防尘帽，见图2-5(d)。

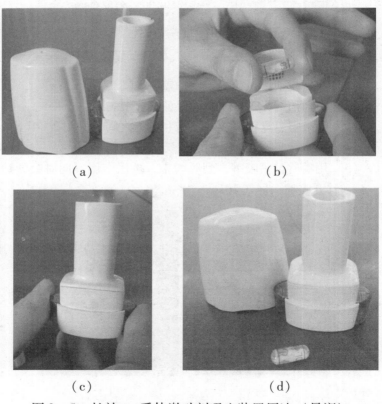

（a）

（b）

（c）

（d）

图2-5　长效 β_2 受体激动剂吸入装置用法（昂润）

2. 抗胆碱能药物

抗胆碱能药物也可按药物作用时间分为短效和长效两类。临床上常用的短效抗胆碱能药物主要有异丙托溴铵，该药为水溶性，局部应用于气道十分安全。与短效 β_2 肾上腺素受体激动剂（如沙丁胺醇）相比，其气雾剂的开始作用时间较慢，需 30 ～ 90min 才达最大效果，但是持续时间可有 6 ～ 8h。而噻托溴铵（思力华）则是近年备受瞩目的长效抗胆碱能代表药物，其心血管副作用少，并且疗效更持久。研究发现，该药不仅能显著延缓慢阻肺患者 FEV_1 下降的速度，还可降低患者因急性加重而住院的风险。在接受茶碱类药物治疗的基础上，联合使用噻托溴铵可有效改善稳定期慢阻肺患者的呼吸困难症状和肺功能状态。吸乐吸入器使用方法如下：

（1）打开防尘帽和吸嘴，见图 2 –5(a)；

（2）将药物胶囊放置中央室，见图 2 –5(b)；

（3）合上吸嘴直到听到"咔哒"一声，见图 2 –5(c)；

（4）将穿刺按钮按住，完全按下一次，然后松开，见图 2 – 5(d)；

（5）尽量深呼气，用嘴唇含住吸嘴，深吸气；

（6）将吸入装置从口中拿出，屏气 10s；

（7）打开吸嘴，取出用过的胶囊，见图 2 –5(e)；

（8）关闭吸嘴和防尘帽，必要时可每月用清水清洗一次，见图 2 –5(f)。

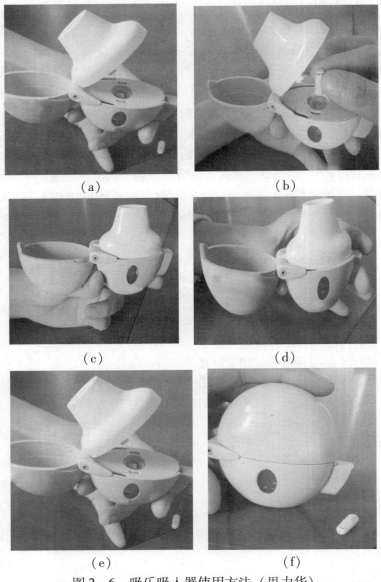

（a） （b）

（c） （d）

（e） （f）

图2-6 吸乐吸入器使用方法（思力华）

能倍乐吸入器使用方法：

使用前，吸入装置和药物处于分开状态，见图2-7(a)；

（1）取下吸入装置底部保护盖，见图2-7(b)；

（2）将药物旋入吸入装置中，见图2-7(c)；药物旋入吸入后的装置状态见图2-7(d)；

（3）将吸入装置底部保护盖装上，见图2-7(e)；

（4）打开吸嘴防尘盖，见图2-7(f)；

（5）旋转吸入装置至听到"咔哒"一声，表示一次的吸入药物已装好，见图2-7(g)；

（6）尽量深呼气，用嘴唇含住吸嘴；

（7）按下灰色按键后深吸气，见图2-7(h)；

（8）将吸入装置从口中拿出，屏气10s；

（9）盖上防尘帽。

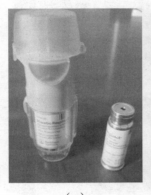

（a）

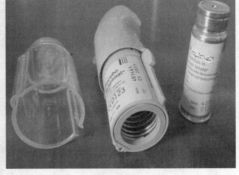

（b）

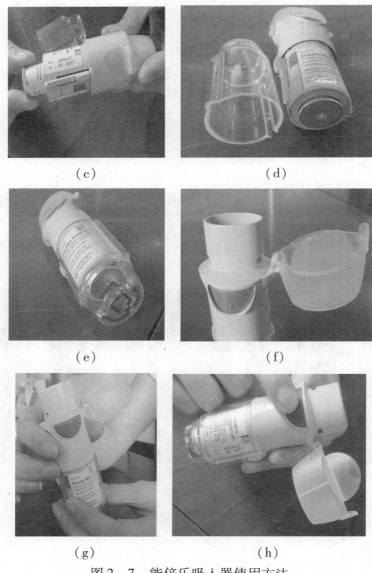

（c）　　　　　　　　　　（d）

（e）　　　　　　　　　　（f）

（g）　　　　　　　　　　（h）

图 2 - 7　能倍乐吸入器使用方法

3. 茶碱类药物

茶碱类药物的性价比较高，不仅可以缓解支气管平滑肌痉挛、抑制气道炎症，还有扩张血管、改善心搏出量、兴奋呼吸中枢及改善膈肌功能的作用。临床上常见的缓释型或控释型茶碱，每天口服 1 ～ 2 次便可达稳定的血药浓度。我国学者研究发现，长期服用小剂量的缓释型茶碱后，稳定期慢阻肺患者的生活质量能得到显著改善，中度以上慢阻肺患者的急性加重次数也有所减少，而且没有明显的不良反应发生。但是，由于茶碱类药物的治疗剂量与中毒剂量相近，需严格控制其血药浓度，给临床应用尤其是肝硬化、心力衰竭等患者的治疗带来一定不便，因此，常作为二线用药。而新一代甲基黄嘌呤衍生物的安全性则明显高于茶碱类药物，且起效快，解痉、平喘的能力比氨茶碱强，是控制慢阻肺症状的有力武器，代表药物有多索茶碱。

二、抗炎类药物

1. 糖皮质激素

目前临床上稳定期慢阻肺患者常用的吸入性糖皮质激素主要有氟替卡松、布地奈德以及倍氯米松等。研究显示，糖皮质激素可以降低中至重度慢阻肺稳定期患者的急性加重的次数。但由于吸入型激素会增加患者肺部感染风险、慢阻肺对激素敏感性不如哮喘等原因，使激素的广泛使用受到限制。长期规律地吸入糖皮质激素比较适用于有临床症状、$FEV_1 < 50\%$ 预计值、反复急性加重以及治疗后肺功能有所改善的慢阻肺患者。普米克（都保）的吸入方法：

（1）旋松并拔开瓶盖，见图 2 –8（a）；

（2）竖直拿起药物，握住底部红色部分，向某一方向旋转，当听到"咔哒"一声时，表示吸入药物已装好，见图 2 –8（b）；

（3）呼气末吸入药物后屏气；

（4）用完盖好盖子。

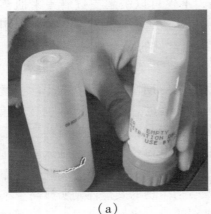
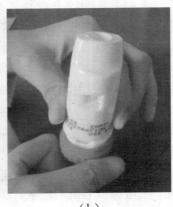

（a）   （b）

图2-8 都保吸入器使用方法

2．其他抗炎类药物

鉴于糖皮质激素的常规使用对稳定期慢阻肺患者病情控制和预后改善的作用仍存在一些争议，便催生出一系列新型抗炎药物的开发，如磷酸二酯酶-4抑制剂（PDE4抑制剂）、白三烯受体阻断剂、过氧化物酶增殖物激活受体激活剂等。较为人熟知的罗氟司特、西洛司特，正是PDE4抑制剂的代表药物。该类药物主要特异性地作用于中性粒细胞、肥大细胞和淋巴细胞等炎症细胞内的PDE4，以减少环磷酸腺苷（cAMP）降解，从而发挥抗炎、舒张支气管的作用，长期使用可有效改善慢阻肺患者的肺功能、减少慢阻肺急性加重的次数，在治疗重度慢阻肺方面有较好的疗效。

大环内酯类药物具有独特的抗炎抗菌作用和免疫调节特性，可通过多种途径减轻中央气道损伤，因此对慢阻肺治疗也具有非常大的潜力。在动物实验中，通过调节小鼠肺部炎症，克拉霉素显示出防止吸烟诱发的肺气肿的能力。而临床研究则表明，长期服用低剂量红霉素可显著降低慢阻肺患者急性加重的频率。

三、复合制剂或联合用药

为了增强药物的支气管舒张作用，降低发生不良反应的风险，进一步改善慢阻肺患者的健康状况，便诞生了将不同作用时间、不同作用机制药物联合起来的制剂。

1. 糖皮质激素/长效 β₂ 受体激动剂复合吸入制剂

此类药物对于减少中至重度慢阻肺患者疾病恶化的疗效卓越。目前已应用于临床的代表药物有布地奈德/福莫特罗（信必可）和氟替卡松/沙美特罗（舒利迭）两种联合制剂，可根据不同患者对使用方法的接受程度、疗效反应等进行选择，均用于长期维持治疗。推荐剂量为：布地奈德/福莫特罗每天 2 次（间隔 12h），每次 2 吸；沙美特罗/丙酸氟替卡松每天 2 次（间隔 12h），每次 1 吸。

舒利迭吸入方法：

（1）吸入药物使用前，处于关闭状态，见图 2 - 9（a）；

（2）一手平握准纳器，另一手拇指放置拇指柄处向外推动，直至完全打开，见图 2 - 9（b）；

（3）向外推动滑动杆，直至听到"咔哒"一声，表明已做好吸药准备，见图 2 - 9（c）；

（4）呼气末用嘴含住准纳器吸嘴，吸入药物，然后移开准纳器，屏气 10s；

（5）旋转防尘盖，当听到"咔哒"声时表示准纳器关闭，见图 2 - 9（d）。

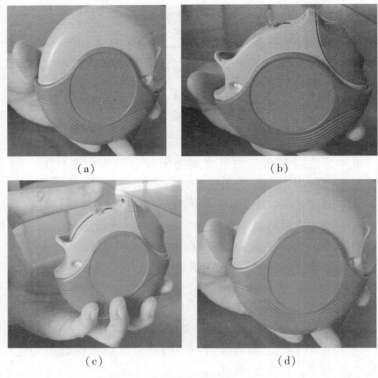

图 2-9　准纳器使用方法（舒利迭）

2. β₂ 受体激动剂/抗胆碱能药物复合吸入制剂

当患者发生气喘、呼吸急促症状时，使用异丙托溴铵/沙丁胺醇复合吸入制剂可获得较单用沙丁胺醇更好的疗效及更显著的 FEV_1 改善，这为慢阻肺患者短期症状控制提供了更丰富有效的可选择手段。而长期用药方面，联合沙美特罗和噻托溴铵则比单用沙美特罗或噻托溴铵都具有更明显的优势，表现在能更好地提高患者气道流量和改善患者呼吸困难症状。

3. 糖皮质激素/β₂ 受体激动剂复合制剂联合抗胆碱能药物

将三种药物联合起来可产生协同作用，得到更强的支气管扩张效应，明显改善慢阻肺患者的肺功能，从而提高患者生活质量。但由于联合使用三种药物花费较大，也相应增加了发生药物不良反应的风险，所以一般只推荐 D 级患者（GOLD 分级 ≥3 级或每年急性加重 ≥2 次，并 mMRC≥2 或 CAT≥10）使用此方案。

四、祛痰药和抗氧化剂

慢阻肺患者气道内产生的大量分泌物，不仅会影响气道通畅，还容易诱发感染。因此，对于存在呼吸道粘液高分泌的患者，可适当应用祛痰药溶解痰液，以促进气道引流通畅、改善通气。另一方面，氧化／抗氧化失衡是慢阻肺的重要发病机制之一，降低慢阻肺患者的氧化剂负荷可控制病情进展。临床上常用的祛痰药物如对乙酰半胱氨酸、羧甲司坦等恰好兼备了抗氧化的功能。研究表明，无论疾病严重程度如何、是否吸烟或使用吸入性糖皮质激素，慢阻肺患者在服用一年以上的羧甲司坦后，急性加重的频率可明显降低，生活质量也得到显著改善。而乙酰半胱氨酸则对中、重度慢阻肺患者的肺功能改善显示出较好的疗效，有利于提高患者的日常活动能力。

五、药物吸入器的维护和保养

1. 压力定量吸入器的维护和保养
（1）避免温度过冷或过热；
（2）平时将咬嘴保护盖盖好；
（3）将塑料容器与金属罐分开，每周清洗一次；
（4）药物过期或吸入的药物接近用完时应及时更换。

2. 干粉准纳器的维护和保养
（1）每次使用完毕后用干布擦拭干净，保持准纳器干燥；
（2）不用的时候，保持关闭状态；
（3）不要对着准纳器呼气。

每次吸入药物后认真清洁口腔（漱口），以减少药物沉积口咽部。

参 考 文 献

[1] Celli B R, Thomas N E, Anderson J A, et al. Effect of pharmaco therapy on rate of decline of lung function in chronic obstructive pulmonary disease: results from the TORCH study [J]. American Journal of Respiratory and Critical Medicine, 2008, 178 (4): 332 - 338.

[2] Tashkin D P, Celli B, Senn S, et al. A 4-year trial of tiotropium in chronic obstructive pulmonary disease [J]. The New England Journal of Medicine, 2008, 359 (15): 1543 - 54.

[3] Decramer M, Celli B, Kesten B, et al. Effect of tiotropium on outcomes in patients with moderate chronic obstructive pulmonary disease (UPLIFT): a prespecified subgroup analysis of a randomised controlled trial [J]. Lancet, 2009, 374 (9696): 1171 - 8.

[4] Miravitlles M, Anzueto A. Insights into interventions in managing COPD patients: lessons from the TORCH and UPLIFT studies [J]. Int J Chron Obstruct Pulmon Dis, 2009, 4: 185 - 201.

[5] Feldman G, Siler T, Prasad N, et al. Efficacy and safety of indacaterol 150μg once-daily in COPD: a double-blind, randomised, 12-week study [J]. BMC Pulm Med, 2010, 10: 11.

[6] Alifano M, Cuvelier A, Delage A, et al. Treatment of COPD: from pharmacological to instrumental therapies [J]. Eur Respir Rev, 2010, 19 (115): 7 - 23.

[7] Tashkin D P. Preventing and managing exacerbations in COPD — critical appraisal of the role of tiotropium [J]. Int J Chron Obstruct Pulmon Dis, 2010, 5: 41 - 53.

[8] Kawayama T, Hoshino T, Ichiki M, et al. Effect of add-on therapy of tiotropium in COPD treated with theophylline [J]. Int J Chron Obstruct Pulmon Dis, 2008, 3 (1): 137 - 47.

[9] 周玉民，王小平，曾祥毅，等. 茶碱治疗慢性阻塞性肺疾病的随机双盲

平行对照研究 [J]. 中华结核和呼吸杂志, 2006, 29 (9): 577 - 582.

[10] Jones P W, Willits L R, Burge P S, et al. Disease severity and the effect of fluticasone propionate on chronic obstructive pulmonary disease exacerbations [J]. European Respiratory Journal, 2003, 21 (1): 68 - 73.

[11] Puhan M A, Bachmann L M, Kleijnen J, et al. Inhaled drugs to reduce exacerbations in patients with chronic obstructive pulmonary disease: a network meta-analysis [J]. BMC Med, 2009, 7: 2.

[12] Calverley P M, Rabe K F, Goehring U M, et al. Roflumilast in symptomatic chronic obstructive pulmonary disease: two randomised clinical trials [J]. The Lancet, 2009, 374 (9691): 685 - 694.

[13] Nakanishi Y, Kobayashi D, Asano Y, et al., Clarithromycin prevents smoke-induced emphysema in mice [J]. Am J Respir Crit Care Med, 2009, 179 (4): 271 - 278.

[14] Seemungal T A, Wilkinson T M, Hurst J R, et al. Long-term erythromycin therapy is associated with decreased chronic obstructive pulmonary disease exacerbations [J]. Am J Respir Crit Care Med, 2008, 178 (11): 1139 - 1147.

[15] Cazzola M, Centanni S, Santus P, et al. The functional impact of adding salmeterol and tiotropium in patients with stable COPD [J]. Respir Med, 2004, 98 (12): 1214 - 1221.

[16] 张秀伟, 杨健, 朱颖, 等. 联合应用沙美特罗/氟替卡松与噻托溴铵对慢性阻塞性肺疾病功能的疗效 [J]. 临床荟萃, 2009 (02): 114 - 116.

[17] Zheng J P, Kang J, Huang S G, et al. Effect of Carbocysteine on acute exacerbation of chronic obstructive pulmonary disease (PEACE Study): a randomised placebo-controlled study [J]. Lancet, 2008, 371 (9629): 2013 - 2018.

[18] Stav D, Raz M. Effect of N-acetylcysteine on air trapping in COPD: a randomized placebo-controlled study [J]. Chest, 2009, 136 (2): 381 - 386.

[19] 陈俊文, 张骅. 慢性阻塞性肺疾病稳定期药物治疗的研究进展 [J]. 中国老年学杂志, 2011 (31): 3429 - 3432.

（刘翠婷）

第三章 慢阻肺的非药物疗法

第一节 戒 烟

一、烟草的流行与危害

1. 烟草的流行

越来越多的科学证据证实，暴露于烟草、二手烟雾中可损害人体各系统、器官及组织，导致人体致病、致残甚至死亡。世界卫生组织 2017 年 7 月 19 日发表的《全球烟草流行报告》显示：烟草流行是这个世界迄今所面临的最大公共卫生威胁之一，全球63%的死亡由非传染性疾病引起，而烟草是其主要风险因素。烟草每年使 700 多万人失去生命，其中有 600 多万人缘于直接使用烟草，有大约 89 万人属于接触二手烟雾的非吸烟者。烟草的流行给世界经济带来了沉重的负担，卫生保健开支和生产力损失对家庭和政府造成超过 1.4 万亿美元的费用。

全国有约 3.15 亿烟民，全球每 3 个吸烟者中就有 1 个中国人，中国是世界上最大的烟草生产国和消费国，消费世界上近一半的卷烟。2015 年中国居民营养与慢性病状况报告显示：我国 15 岁以上人群吸烟率高达 28.1%，男性吸烟率高达 52.9%，非吸烟者中暴露于二手烟的比例为 72.4%。中国参与的全球青少年烟草调查结果显示：19.9% 的初中学生尝试过烟草制品，男生30.1%，女生 8.7%。72.9% 的初中学生在家、室内公共场所、室外公共场所或公共交通工具暴露于二手烟中。我国烟草流行的形势相当严峻，烟草威胁着我们每一个人。

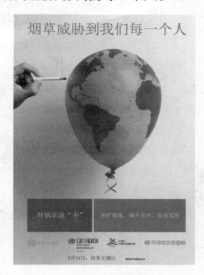

图 3 - 1　2017 年世界烟草日海报

2. 烟草的危害

烟草和烟雾中已知的化学成分有 7000 多种，其中约一半的成分是烟草本身与生俱来的，一半是烟草在燃烧时产生的。这 7000 多种成分中，至少有 250 种以上被发现是对人体有害的物质，至少有 69 种可以致癌。

烟草烟雾中主要的有害物质包括：烟碱、烟焦油、烟草特异亚硝胺、一氧化碳、放射性物质和其他有害及致癌物质。

二、吸烟导致的主要疾病

烟草几乎可以损害人体的所有器官，吸烟导致的主要疾病有：肺癌、口腔癌、喉癌、食管癌、胃癌、胰腺癌、膀胱癌、肾癌、肝癌、白血病、女性宫颈癌、乳腺癌等多种恶性肿瘤。还可

55

导致慢性阻塞性肺疾病、高血压病、冠心病、下肢血管闭塞性脉管炎、脑出血、脑梗死、老年痴呆、消化性溃疡、胃炎和食管、结肠疾患。

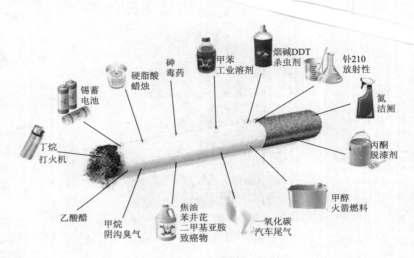

图 3-2 烟草中所含的部分化学物质

三、吸烟与慢阻肺

慢性阻塞性肺疾病主要是因为显著暴露于有毒颗粒或气体而导致气道和/或肺泡异常，典型的临床表现为持续性呼吸系统症状和气流受限。接触烟草烟雾（主动吸烟或二手烟雾）是慢阻肺的最重要病因。

吸烟产生的烟雾可诱发炎症，增加氧化应激反应，增加呼吸道症状，损害肺功能，加速肺功能老化，降低慢阻肺患者对糖皮质激素、支气管扩张剂等药物治疗的反应，增加慢阻肺的患病率、住院率及死亡率。

全球疾病负担研究报告指出，2016 年全球有 2.51 亿例慢性阻塞性肺病病例。2015 年，全球估计有 317 万人死于慢性阻塞性肺疾病，相当于同年全世界所有死亡人数的 5%。许多慢性阻塞性肺疾病病例可通过避免吸烟或尽早戒烟来预防。

四、戒烟的好处

吸烟的确有百害而无一利，但是戒烟后多数的危害还是可以逆转的。因为吸烟对人体危害是一个缓慢发展的过程，只要及时地戒烟就可以一定程度或完全消除这种危害。

1. 戒烟的近期好处

（1）味觉改善。戒烟后舌头上的感觉神经恢复了原有的敏感性，能充分品尝到各种食物的风味。

（2）口臭消除。吸烟者与他人谈话时，口中常会散发出一股令人厌恶的烟臭。吸烟者早晨起床后，自己也往往感觉到嘴里不清爽，有异臭味。戒烟后口臭便可一定程度地消除。

（3）牙齿变白。焦黄发黑的牙齿，曾被人们看作是吸烟者象征，停止吸烟后牙齿的烟垢会逐渐退净。同时由于口腔卫生的改善，各种口腔疾病明显减少。

（4）咳嗽咳痰减少或停止。卷烟烟雾刺激呼吸道，妨碍纤毛的自洁功能，因而吸烟者大多咳嗽、痰多。戒烟后纤毛恢复了正常功能，痰液减少，咳嗽也随之停止。

（5）血压降低。戒烟后由于全身血液循环得到改善，血压可降低 10 ～ 15 mmHg*，有利于减少动脉硬化、冠心病等心血管疾病的发生。

（6）睡眠改善。戒烟后尼古丁的作用慢慢消除，人变得易于入睡，而且睡得很熟，疲劳得到很好的消除，精力充沛。

（7）视力提高。戒烟后视力可得到一定程度的提高。

---

* mmHg 为非法定计量单位，mmHg≈133.3Pa。

（8）其他。戒烟后头痛和肩部酸痛会逐渐消失，并且不像以前那样容易感冒。

2. 戒烟后的远期好处

（1）患癌的危险性减少。戒烟5～10年后，其肺癌死亡率仅比不吸烟者略高一点；戒烟10～15年后，得肺癌的几率便可能降低到与不吸烟一样。据日本调查，吸烟总量在20万支以内者，戒烟4年之后，肺癌死亡率与不吸烟者相同。

（2）冠心病的死亡率下降。冠心病病人，戒烟一年之后，冠心病死亡率很快下降；10年后降至与不吸烟者同一水平。英国对35～64岁的医师进行调查，1953—1968年的15年间，由于许多医师戒烟，他们患冠心病的死亡率下降了6%，而同期未戒烟的普通人群却增加了9%。吸烟是再次发生心肌梗塞的危险因素，戒烟对避免再次心肌梗塞十分有利。

（3）吸烟者患慢性支气管炎、肺气肿的较多，是不吸烟者的4～25倍。戒烟几周后，咳嗽、咯痰减少，可防止肺功能进一步恶化。

（4）溃疡病容易治愈。吸烟者患胃溃疡、十二指肠溃疡的较多，而且不戒烟就难以治愈。为此，胃溃疡、十二指肠溃疡患者务必戒烟，以加快溃疡的愈合。

（5）防止寿命缩短。吸烟者的平均寿命比不吸烟者短，有研究显示，25岁的人一天吸烟40支，他的寿命比同龄不吸烟者要短8.3年，但戒烟10～15年后，平均寿命与不吸烟者相等。

吸烟过程产生的烟雾对周围的爱人、孩子、老人、病人甚至一起工作的健康人都有影响。戒烟后可以保持工作环境、生活环境的空气清洁，避免给他人增加不必要的损害和麻烦。吸烟加重了经济负担。总之，吸烟是有百害而无一利，戒烟则是有百利而无一弊。

五、戒烟的方法

世界卫生组织已将烟草依赖作为一种精神疾病列入国际疾病分类（ICD－10），其编码为 F17.2。烟草依赖是一种慢性病，具有高复发的特点，只有极少数吸烟者第一次戒烟就能完全戒掉，大多数戒烟者常有戒烟后复吸，需经历多次尝试，且需依靠专业化的戒烟干预，才能最终成功戒烟。参照卫计委 2015 年编写的《中国临床戒烟指南》，简单阐述戒烟的方法。

1. 烟草依赖严重程度的评估

对于存在烟草依赖的患者，可根据法氏烟草依赖评估量表（表 3－1）（Fagerstrom Test for Nicotine Dependence，FTND）、吸烟严重度指数（表 3－2）来评估其严重程度。

烟草依赖评估量表和吸烟严重度指数（Heaviness of Smoking Index，HSI）的累计分值越高，说明吸烟者的烟草依赖程度越严重，该吸烟者从强化戒烟干预，特别是戒烟药物治疗中获益的可能性越大。

表 3－1　法氏烟草依赖评估量表

评估内容	0 分	1 分	2 分	3 分
您早晨醒来后多长时间吸第一支烟？	>60 分钟	31～60 分钟	6～30 分钟	≤5 分钟
您是否在许多禁烟场所很难控制吸烟？	否	是		
您认为哪一支烟最不愿意放弃？	其他时间	晨起第一支		

续上表

评估内容	0 分	1 分	2 分	3 分
您每天吸多少支卷烟?	≤10 支	11~20 支	21~30 支	>30 支
您早晨醒来后第1个小时是否比其他时间吸烟多?	否	是		
您患病在床时仍旧吸烟吗?	否	是		

0~3分：轻度烟草依赖；4~6分：中度烟草依赖；≥7分：重度烟草依赖。

表3-2　吸烟严重度指数

评估内容	0 分	1 分	2 分	3 分
您早晨醒来后多长时间吸第一支烟?	>60 分钟	31~60 分钟	6~30 分钟	≤ 5 分钟
您每天吸多少支卷烟?	≤10 支	11~20 支	21~30 支	>30 支

≥4分为重度烟草依赖。

2.　干预方法

医生应询问就医者的吸烟状况，评估吸烟者的戒烟意愿，根据吸烟者的具体情况提供恰当的治疗方法。目前常以"5R"法增强吸烟者的戒烟动机，用"5A"法帮助吸烟者戒烟。

（1）对于暂时没有戒烟意愿的吸烟者，不能强迫他们戒烟，常采取"5R"干预措施增强其戒烟动机。"5R"包括：

相关（Relevance）：使吸烟者认识到戒烟与其自身和家人的健康密切相关。

危害（Risk）：使吸烟者认识到吸烟严重危害健康。

益处（Rewards）：使吸烟者充分认识到戒烟的健康益处。

障碍（Roadblocks）：使吸烟者知晓和预估戒烟过程中可能会遇到的问题和障碍。同时，让他们了解现有的戒烟干预方法（如咨询和药物）可以帮助他们克服这些障碍。

反复（Repetition）：反复对吸烟者进行上述戒烟动机干预。

医生首先要了解吸烟者的感受和想法，把握其心理。医生应对吸烟者进行引导，强调吸烟的严重危害、戒烟的目的和意义，解除其犹豫心理，使之产生强烈的戒烟愿望并付诸行动。

（2）对于愿意戒烟的吸烟者采取"5A"戒烟干预方案。"5A"包括：

询问（Ask）：询问并记录所有就医者的吸烟情况。

建议（Advise）：建议所有吸烟者必须戒烟。

以明确、强烈以及个体化的话语建议所有吸烟者戒烟。

明确指出：吸烟可导致多种疾病；吸低焦油卷烟、中草药卷烟同样有害健康；偶尔吸烟也有害健康；任何年龄戒烟均可获益，戒烟越早越好。

强烈建议：现在必须戒烟；戒烟是为健康所做的最重要的事情之一。

个体化劝诫：将吸烟与就医者最关心的问题联系起来，如目前的症状、对健康的忧虑、经济花费、二手烟暴露对家庭成员及他人的不良影响等。

评估（Assess）：评估吸烟者的戒烟意愿（图3-3）。

提供戒烟帮助（Assist）：向吸烟者提供实用的戒烟咨询。

戒烟应彻底：不要在戒烟后尝试吸烟，即使是一口烟。

戒烟经验：帮助吸烟者回忆、总结之前戒烟尝试成功经验与失败原因。在过去戒烟经验的基础上进行本次戒烟。

帮助吸烟者制订戒烟计划：设定戒烟日，应在两周之内开始戒烟；告诉家人、朋友、同事自己已决定戒烟，取得他们的理解和支持；预见在戒烟中可能出现的问题，特别是在戒烟最初的几周内可能出现的问题或困难，如尼古丁戒断症状等；戒断症状的本质是尼古丁依赖，包括生理、心理依赖，处理好戒断症状对戒烟的成败很重要。如出现"我感觉紧张、烦躁"——做深呼吸，散步；"我不能集中精力"——减少工作负担；"我感觉身体疲乏，总想睡觉"——保证充足睡眠；"我总想吃东西"——多吃一些蔬菜、水果进行替代，不要吃高热量的零食。处理掉身边与吸烟有关的全部物品，在完全戒烟前使家中与办公室（桌）无烟；通过控制饮食及运动防止体重增加；戒酒对戒烟有帮助。应鼓励家中其他吸烟者共同戒烟，至少要求他们不在戒烟者面前吸烟。

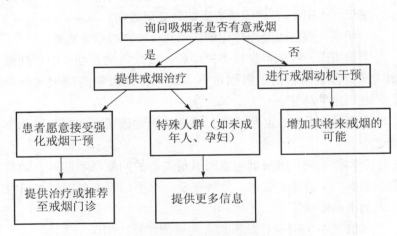

图 3-3　评估吸烟者戒烟意愿流程图

　　控制吸烟欲望：改变与吸烟密切相关的生活行为习惯，如改变清晨的行为顺序，先洗漱、吃饭，再上卫生间等；建立一些补偿行为，可借用一些替代物，如饮水、咀嚼无糖口香糖等。

　　向吸烟者提供戒烟资料，介绍戒烟热线（全国戒烟热线 400

−888 − 5531、400 − 808 − 5531，卫生热线 12320）。推荐有戒烟意愿的吸烟者使用戒烟药物。

安排随访（Arrange）：吸烟者开始戒烟后，应安排随访至少 6 个月，6 个月内随访次数不宜少于 6 次。随访的形式可以是要求戒烟者到戒烟门诊复诊或通过电话了解其戒烟情况。

（3）对于已戒烟者采取措施防止复吸。复吸多发生在戒烟后较短的时间内，新近戒烟者面临较高的复吸风险，但戒烟数月后甚至数年后仍可发生复吸。戒烟后，较长的时间中其吸烟的冲动并没有消失，当心情抑郁时、外出应酬、见他人吸烟等情况更易诱发复吸，最好有朋友劝诫一下，常可帮助戒烟者度过这一阶段。

3．**成功戒烟的过程**

戒烟一般要经历从"没有想过戒烟"到"完全戒烟"的过程。因此，对于戒烟干预的结果，不应简单地理解为"戒"或"没戒"，而是递增的、阶段性的"成功"过程（图 3 − 4）。多数吸烟者会经历全部或大部分戒烟阶段，最后才完全成功戒烟。临

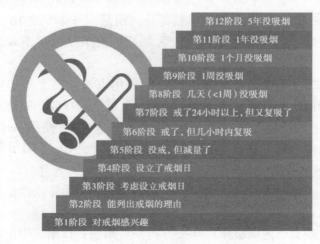

图 3 − 4　成功戒烟的 12 个阶段

床医生要帮助每个吸烟者解决戒烟各阶段遇到的问题，最终成功戒烟。有些临床研究将戒烟半年或1年或者5年定义为戒烟成功，是因为临床研究需要一个时间点作为比较，我们认为戒烟成功的终极目标是终生戒烟。

4. 关于戒烟药物

（1）戒烟药物可以缓解戒断症状，辅助有戒烟意愿的吸烟者提高戒烟成功率。

（2）不是所有吸烟者都需要使用戒烟药物才能成功戒烟，但医生应向每一位希望获得戒烟帮助的吸烟者提供有效戒烟药物的信息。

（3）对于存在药物禁忌或使用戒烟药物后疗效尚不明确的人群（如非燃吸烟草制品使用者、少量吸烟者、孕妇、哺乳期妇女以及未成年人等），目前尚不推荐使用戒烟药物。

（4）目前我国已被批准使用的戒烟药物有：

尼古丁贴片（非处方药）　使用方法：撕去保护膜后迅速将其粘贴于清洁、干燥、少毛、无创面的躯干或四肢部位，贴后紧压10～20s，每日需更换粘贴部位。用量：每24h或16h一次，每次一贴。治疗开始时宜用较大剂量，按照疗程逐渐减量。疗程：12周或根据戒烟情况延长。

尼古丁咀嚼胶（非处方药）　使用方法：置于颊和牙龈之间，缓慢间断咀嚼，约30min后尼古丁可全部释放。吸烟支数≤20支/日者使用2mg剂型；吸烟支数>20支/日者使用4mg剂型。用量：戒烟第1～6周：每1～2h 1片，8～12片/日（不超过24片/日）；第7～8周：每2～4h 1片，4～8片/日；第9～12周：每6～8h 1片，2～4片/日。疗程：12周或根据治疗情况延长。

盐酸安非他酮缓释片（处方药）　用法：口服。用量：戒烟前1周开始用药。用药第1～3天：150mg，每日1次；第4～7

天：150mg，每日 2 次；第 8 天起：150mg，每日 1 次。疗程：7 ～ 12 周或根据治疗情况延长。

伐尼克兰（处方药）　　用法：口服。用量：戒烟前 1 周开始用药。用药第 1 ～ 3 天：0.5mg，每日 1 次；第 4 ～ 7 天：0.5mg，每日 2 次；第 8 天起：1mg，每日 2 次。疗程：12 周或根据治疗情况延长。

（5）盐酸安非他酮缓释片和伐尼克兰存在一些禁忌证和需要慎用的情况，医生应严格依照说明书指导戒烟者使用。

（6）应对使用戒烟药物者的情况进行监测，包括是否发生不良反应、规律服用情况以及戒烟效果等。

（7）戒烟药物可能会影响体内其他药物的代谢（如氯氮平、华法林等），必要时应根据药物说明书调整这些药物的使用剂量。

六、戒烟的几个误区

（1）并不是每个吸烟的人都得肺癌，有些人不吸烟，照样得了肺癌。

吸烟导致肺癌已经成为不争的事实。这句话的意思是：吸烟是可以导致肺癌的发病原因之一，吸烟可能会引起肺癌，但并非吸烟一定引起肺癌。肺癌的原因有很多种，吸烟是其中的一个重要原因。吸烟可以使发生肺癌的危险增加几倍到几十倍。每天吸烟的支数越多，吸烟年限越长，开始吸烟的年龄越小，这个危险就越大。每天吸一包烟以上的重度吸烟者患肺癌的危险性高于不吸烟者 15 ～ 25 倍。每个人都不能保证自己绝对不生病。正如个别不吸烟的人也不幸患了肺癌。疾病的发生往往是在遗传和环境两方面因素共同作用下而形成的。目前，我们对自己的遗传状况还无能为力，但我们可以通过改变自己的生活方式，减少发生疾病的危险，让自己生活得更加健康。

（2）我吸的烟是低焦油含量的，因此对健康没什么危害；尤其吸女性香烟危害更低。

焦油的最大危害是致癌性。此外，还可以使牙齿手指染色，影响仪表。市场上有些自称低焦油含量的香烟品牌，但这并不意味着吸烟就是安全的。一方面，焦油含量的高低是相对的，即便真正做到低焦油，仍然具有一定的危险性；另外，除了焦油以外，香烟中还有其它有毒物质，仍然对人体健康产生危害。记住，吸低焦油香烟的吸烟者与一般吸烟者在发生疾病和早死的危险性差别远远小于不吸烟者和吸烟者的危险性差别。也就是说，只有不吸烟才是最安全的。女性香烟往往标榜焦油含量低，近年来的流行病学数据显示，低焦油卷烟并不减少肺癌及心血管疾病风险。这些误区贻害无穷，女性吸烟率（包括曾经抽烟后来戒烟的）的升高和"女式特制卷烟"的出现以及所谓"低害卷烟"的错误概念有直接关联。

（3）我已经吸烟这么多年，而且这么大年纪了，戒了烟，人生没什么乐趣，也没意义。

戒烟永远不会太晚。戒烟越早，对健康的损害也越少。吸烟产生的欣慰感仅仅是尼古丁的短暂效应。一旦戒烟，从停止吸烟的那一刻起，你和你的家人都会感到欣慰。你的健康状况越来越好，已有的疾病症状有所减轻，和家人的关系也更加和睦。其实，对于中老年人，戒烟的意义十分重大。随着年龄的增长，患各种肿瘤、心脑血管疾病的危险性增加，此时戒烟，对于减少患病机会具有更加重要的意义。即便你已经患有某些慢性病，戒烟也能改善相应的症状。记住：戒烟，永远不会太迟！

（4）有的人一直吸烟没有什么毛病，而一旦戒烟后就大病一场。

这完全是一种误解。从吸烟到发病甚至死亡有漫长的过程。因此戒烟后发生的肿瘤、心脑血管疾病有可能就是长时间吸烟的结果。戒烟后虽然发病的危险有所减少，可如果长期的吸烟已经导致疾病的形成，发病的结果就不可避免了。这里，导致发病的原因是长期吸烟，而绝不是戒烟。如果继续吸烟，只能加剧疾病的进程。

（5）电子香烟有助于戒烟。

电子烟是一种模仿卷烟的电子产品，有着与卷烟一样的外观、烟雾、味道和感觉。它是通过雾化等手段，将尼古丁等变成蒸汽后，让用户吸食的一种产品。世界卫生组织专门对电子烟进行了研究，并得出了明确的结论：电子烟有害公共健康，它更不是戒烟手段，必须加强对其进行管制，杜绝对青少年和非吸烟者产生危害。

参 考 文 献

［1］世界卫生组织. 2017 年世界卫生组织全球烟草流行报告. 2017.

［2］国家卫生和计划生育委员会. 2015 年中国居民营养与慢性病状况报告. 2015.

［3］世界卫生组织. 2017 年全球青少年烟草调查中国部分. 2017.

［4］世界卫生组织. 2017 全球疾病负担研究报告. 2017.

［5］中华人民共和国国家卫生和计划生育委员会. 中国临床戒烟指南 2015 版, 2015.

［6］肖丹，褚水莲，景行等. 戒烟治疗成功标准的探讨［J］. 中华结核和呼吸杂志，2011，34（4）：1 – 2.

（曾祥富　曾祥毅）

第二节 家庭无创通气和呼吸训练

一、什么是无创正压通气

无创正压通气（noninvasive positive pressure ventilation，NPPV）是指无需建立人工气道（如气管插管和气管切开等），在上气道结构和功能保持完整的情况下实施的气道内正压通气。

二、NPPV 适应症与禁忌症

根据 2009 年《无创正压通气临床应用专家共识》指出的 NPPV 的应用指征主要包括以下两部分：①NPPV 应用的总体应用指征；②NPPV 在不同疾病中的应用。

1. NPPV 的应用指征

总的来说，与有创通气相似，无创正压通气通过提供有效的呼吸支持，改善患者的通气及气体交换，并降低患者呼吸做功。因此其应用的指征是各种疾病导致的急性呼吸衰竭和慢性呼吸衰竭。

对于急性呼吸衰竭患者，NPPV 应用的参考指征主要从以下几方面考虑：

（1）患者的病情严重程度，即是否有需要辅助通气的指标：

①中至重度的呼吸困难，表现为呼吸急促（COPD 患者的呼吸频率 >24 次/分，充血性心衰患者的呼吸频率 >30 次/分）；动用辅助呼吸肌肉或胸腹矛盾运动；

②血气异常［pH < 7.35，$PaCO_2$ > 45mmHg，或氧合指数（OI）< 200 mmHg］。

（2）导致呼吸衰竭的病因和病情的可逆性。

（3）对 NPPV 治疗的反应性。症状和血气改善，基础疾病控制；症状和血气改善，基础疾病稳定；症状和血气保持稳定，基础疾病有所进展，但无紧急插管的指征；符合以上条件者均可继续应用无创正压通气治疗。

（4）暂时无应用 NPPV 的禁忌症。对于慢性呼吸衰竭患者，NPPV 应用的参考指征包括：

①疲劳、晨起头痛、嗜睡、夜梦、遗尿、呼吸困难等症状；

②肺心病的体征；

③气体交换障碍，对于限制性肺病和中枢性低通气患者，白天 $PaCO_2 > 45mmHg$ 或夜间 $SaO_2 < 90\%$ 并持续 5 分钟以上或超过 10% 的总监测时间。对于稳定期 COPD 患者，$PaCO_2 \geqslant 55mmHg$ 或 $50mmHg < PaCO_2 \leqslant 54mmHg$ 伴 $SaO_2 < 88\%$ 持续时间占 10% 总监测时间以上；

④急性呼吸衰竭缓解后仍持续较长时间的 CO_2 潴留；

⑤因急性呼吸衰竭反复住院；

⑥无应用 NPPV 的禁忌症。

对于处于疾病终末期的患者，也可应用 NPPV 治疗，但其主要目的是缓解呼吸肌肉疲劳、改善呼吸困难和生活质量。目前暂时缺乏相关的 NPPV 应用指征，因此，只要患者感觉舒适且无相关应用 NPPV 的禁忌症就是 NPPV 的适应症。

2. NPPV 在慢性阻塞性肺疾病中的应用

（1）慢性阻塞性肺疾病急性加重期（AECOPD）。多项随机对照研究（RCT）及荟萃分析均显示，与常规氧疗相比，NPPV 可显著改善 AECOPD 患者的呼吸困难症状、减少入住 ICU 概率及缩短住院时间和降低住院病死率。如何在 AECOPD 中选择合适的患者接受 NPPV 治疗，临床上仍然缺乏统一的标准。目前多数采用动脉血 pH 值来对 AECOPD 导致的呼吸衰竭进行分级：轻度呼吸性酸中毒（pH $\geqslant 7.35$）、中度呼吸性酸中毒（$7.25 < $ pH $<$

7. 35）和重度呼吸性酸中毒（pH ＜7. 25）。中到重度呼吸性酸中毒的 AECOPD 患者，为了减少 AECOPD 患者气管插管事件及死亡率，应尽早实施 NPPV 治疗。轻度呼吸性酸中毒的 AECOPD 患者中 NPPV 的获益及必要性仍存在争论。虽然动脉血 pH 值是目前决定是否使用 NPPV 治疗的最重要的决定因素，但应综合考虑其它如呼吸急促、呼吸困难的严重程度以及辅助呼吸肌肉的使用等临床因素。对于出现意识水平改变的 AECOPD 患者是否适合尝试 NPPV 的问题，目前的研究结果不支持在有意识障碍的患者中使用 NPPV 治疗。然而，如果患者的意识改变与 CO_2 潴留有关，NPPV 治疗后意识显著改善，可以继续 NPPV 治疗。

（2）稳定期 COPD。对于稳定期 COPD 患者 NPPV 应用指针尚无统一标准，目前暂时应用的参考指征如下：①伴有乏力、呼吸困难、嗜睡等症状；②气体交换异常：$PaCO_2 \geqslant 55mmHg$ 或在低流量给氧情况下 $PaCO_2$ 为 $50 \sim 55mmHg$，伴有夜间 $SaO_2 < 88\%$ 的累计时间占监测时间的 10% 以上；③对支气管扩张剂、激素、氧疗等内科治疗无效。通常治疗 2 个月后重新评价，如果依从性好（＞4 小时/天）且治疗有效则继续应用。家庭应用无创正压通气治疗的 COPD 患者，应在使用中注意面罩漏气而导致的呼吸机漏气补偿，从而造成人机不同步状况的发生。而呼吸机参数的调节，应在医师的指导下进行，必要时可定期到门诊请医师协助调节。

3. **禁忌症**

NPPV 的禁忌症可以分为绝对禁忌症和相对禁忌症。目前，多数专家共识或指南中建议的禁忌症见表 3 – 3。

表 3 - 3　NPPV 的禁忌症

绝对禁忌症	相对禁忌症
心跳或呼吸停止	血流动力学不稳定（如休克、严重心律失常）
自主呼吸微弱、昏迷	未引流的气胸或纵膈气肿
严重呕吐及消化道大出血/穿孔者	近期面部、颈部、口腔、咽腔、食道及胃部手术者
误吸危险性高及不能清除口咽及上呼吸道分泌物、呼吸道保护能力差	明显不合作或极度紧张
颈部面部创伤、烧伤及畸形	严重低氧血症（$PaO_2 < 45\ mmHg$）、严重酸中毒（$pH \leqslant 7.20$）
上呼吸道梗阻	严重感染
	气道分泌物多或排痰障碍

三、呼吸训练

　　肺康复是为慢性肺病患者制定个体化的综合治疗方案，旨在改善其呼吸功能、减轻症状、提高运动耐力和促进病情稳定。其中，运动疗法是核心内容。运动疗法分为全身功能锻炼和呼吸功能训练。

　　以吸气肌肉锻炼为代表的呼吸功能锻炼，是使用吸气锻炼器进行的持续呼吸训练，吸气肌肉训练是通过利用呼吸负荷装置调节不同水平的吸气负荷，以正常的呼吸频率在负荷发生装置上进行连续的吸气肌肌力和耐力的锻炼。该法有利于提高呼吸道产生的压力，锻炼吸气肌肌力，并有效控制自主呼吸。

　　吸气锻炼器根据工作原理，分为吸气阻力锻炼器和吸气阈值锻炼器。目前对这两种锻炼器的选择尚没有明确定论，用呼吸力学的方法对两种吸气锻炼器的工作原理进行检测，两者有很大的差异。吸气阻力锻炼器产生是吸气气流在缩窄的吸气孔产生粘性阻力，而该阻力负荷大小取决于吸气流速；但吸气阈值负荷与吸气流速无关。

COPD 对这两种锻炼器的呼吸力学应答也是不同的，COPD通过吸气阈值负荷锻炼进行肺康复训练时，是通过增加膈肌力量输出而达到增强膈肌力量的目的，而不改变呼吸方式；而吸气阻力值负荷锻炼使 COPD 患者呼吸模式变为深慢呼吸，呼吸中枢通过减少吸气流量而减轻阻力锻炼器的阻力，膈肌收缩速率降低，膈肌力量输出比使用吸气阈值负荷锻炼时小。因此，阻力负荷锻炼器同时引起吸气肌动员和呼吸模式改变（呼吸频率减慢，吸气时间延长），而阈值负荷锻炼器仅引起吸气肌动员。而使用两种锻炼器在各个强度锻炼的过程中，潮气量和分钟通气量是不受影响的，由此证实吸气肌肉锻炼的安全性是有保障的。而呼吸锻炼强度的选择方面，也是需要个体化制定，先用最大吸气压评估受试者的吸气肌肉力量，再按吸气肌肉力量的百分比来制定具体的锻炼强度。锻炼强度滴定的过程，也是通过运用口腔压的持续监测，口腔压最低点就是当前 COPD 具体的锻炼强度。

总之，个性化制定肺康复的方案，不仅使肺康复具有针对性、充分性、个体化，而且安全性也得以有效保障。

参 考 文 献

［1］罗群，陈荣昌．无创正压通气临床应用专家共识［J］．中华结核和呼吸杂志，2009，32（2）：86 – 98.

［2］Mccurdy B R. Noninvasive positive pressure ventilation for acute respiratory failure patients with chronic obstructive pulmonary disease（COPD）：an evidence-based analysis［J］. Ont Health Technol Assess Ser, 2012, 12（8）：1 – 102.

［3］Bundchen D C, Gonzales A I, Noronha M D, et al. Noninvasive ventilation and exercise tolerance in heart failure：A systematic review and meta-analysis ［J］. Brazilian Journal of Physical Therapy, 2014, 18 (5)：385 – 394.

［4］有创 – 无创序贯机械通气多中心研究协作组. 以肺部感染控制窗为切换点行有创与无创序贯机械通气治疗慢性阻塞性肺疾病所致严重呼吸衰竭的随机对照研究［J］. 中华结核和呼吸杂志, 2006（01）：14 – 18.

［5］Jaber S, Lescot T, Futier E, et al. Effect of noninvasive ventilation on tracheal reintubation among patients with hypoxemic respiratory failure following abdominal surgery［J］. JAMA, 2016, 315 (13)：1345.

［6］Heunks L M, de Bruin C J, van der Hoeven J G, et al. Non-invasive mechanical ventilation for diagnostic bronchoscopy using a new fac mask：an observational feasibility study［J］. Intensive Care Med, 2010, 36 (1)：143 – 147.

［7］Esquinas A, Zuil M, Scala R, et al. Bronchoscopy during non-invasive mechanical ventilation：a review of techniques and procedures［J］. Arch Bronconeumol, 2013, 49 (3)：105 – 112.

（周露茜）

第三节　慢阻肺患者的家庭护理管理

慢阻肺患者必须客观地认识到此病是一种无法彻底治愈的慢性终身性疾病，同时也应知道通过学习相关知识，掌握一些有效的自我管理技能，从而达到控制疾病进展、提高带病生存技能的目的。慢阻肺患者稳定期维持病情稳定，提高生活质量，是该病防治工作的重点，要达到此目的，需要综合的家庭护理措施：控制危险因素、加强体育锻炼以增强体质、增强呼吸肌功能锻炼、进行长期家庭氧疗、加强营养支持、改善焦虑或抑郁情绪、树立正确的用药观念。在家庭中自觉或在家属的帮助下坚持贯彻以上护理措施，能最大限度地稳定病情、改善肺功能，提高日常活动能力，提高生活质量，减少慢阻肺急性发作导致的住院次数。

一、控制危险因素

1. 避免空气污染

建议有条件的慢阻肺患者改变居住及生活环境：选择气候温和、空气清新的地区定居；居住房间通风、采光条件好、无致敏原；用污染小的电器或天然气代替煤或柴火做饭及取暖；厨房安装换气扇、抽油烟机；室内装修选用环保材料并经充足通风、吸附排毒一段时间再入住。尽量避免烟雾、粉尘和刺激性气体的吸入，避免和呼吸道感染患者接触。在呼吸道传染病流行期间，应尽量避免去人群密集的公共场所或参加大型集会。在空气污染的职业场所应加强劳动保护，加强通风设施，并戴口罩，以减少职业性粉尘和有害烟雾的刺激。

2. 戒烟及避免被动吸烟

慢阻肺患者避免吸烟十分重要，停止吸烟可以改变自然病程，在慢阻肺的任何阶段戒烟都不算晚，可延缓疾病的发展和恶化。戒烟是必要的，然而也是困难的，因为要打断生理成瘾环，需要病人的决心与配合。

尽管到了肺功能严重损害时才戒烟有些为时已晚，但任何时候戒烟对于慢阻肺患者来说都是有利的。尼古丁是导致烟草成瘾的主要成分，其成瘾的药理机制类似于海洛因和可卡因。

3. 制定一个成功的戒烟个性化计划

制订戒烟计划，让慢阻肺患者承诺戒烟，表明戒烟的决心。以下措施有利于帮助戒烟：

（1）和戒烟成功者交流经验，吸取其成功经验。

（2）避免接触吸烟人群或环境，保持身上、家中无烟及远离烟灰缸、打火机等与烟草有关的物品。

（3）戒烟第一周最困难，通常尼古丁完全撤离需 2～4 周；到呼吸专科戒烟门诊寻求医生帮助，使用尼古丁替代疗法，如戒烟糖、戒烟灵等各种尼古丁代用品，可减轻与尼古丁成瘾相关的戒断综合征。合理安排生活、娱乐或外出旅游 1 周，以分散注意力。

（4）慢阻肺患者要为配偶及家人着想，不要让家人受长期被动吸烟的危害，要为自身行为承担责任；也可以把急性发病住院作为戒烟时机。

（5）饮食宜选低热量的水果、蔬菜，尽量避免宴会、聚餐；不喝浓茶、咖啡及酒精性饮料；多喝汤水以促进体内蓄积的尼古丁排出。

（6）少数患者戒烟时可出现坐立不安、烦躁、头痛、失眠等戒断症状，这时可有计划地循序递减、逐渐戒烟以减轻症状，增加戒烟成功的机会。

（7）增强抵抗力，改善肺功能。

二、康复锻炼护理

国内外大量的研究表明，坚持长期的康复锻炼能提高慢阻肺患者的体力、耐力及抵抗力；改善通气功能，保持最佳的肺功能，缓解呼吸困难。康复锻炼包括全身性运动锻炼和呼吸肌功能锻炼。

1. 全身性运动锻炼

全身性运动锻炼可促进人体新陈代谢，调节各系统功能，增强和改善机体的功能。活动应从最易实现的目标开始，从易到难，循序渐进。适宜的全身性运动项目有散步、慢跑和游泳、节奏舒缓的跳舞、太极拳和气功等。

运动原则：要根据自己的年龄、肺功能及体质情况、兴趣爱好等选择适合自己的运动项目。循序渐进，持之以恒，运动量从小到大，动作从简到繁，不能急于求成，以免反受其害，任何运动项目都必须通过长期的坚持和积累才能达到明显的效果。运动时间以每天 1 ～ 2 次，每次 30 ～ 60min 为宜。

注意事项：饥饿状态或饱食后不宜运动；运动强度必须合适，简易判断方法为：①运动后心率达到最适宜心率（次/分）= 170 − 年龄；②运动结束后 3 ～ 5min 之内心率恢复到运动前水平表明合适，在 3min 内或 10min 以上才恢复者提示运动量偏小或过大；注意气候变化，冬季避开最冷的时段，夏季避开最热的时段；结伴锻炼，既可增加锻炼的乐趣，又能互相照应，利于安全；如有感冒发热、头晕头痛、咳嗽加剧、呼吸困难等症状或情绪特别激动或悲伤时，应暂停锻炼。

2. 呼吸肌功能锻炼

据国内外研究报道，呼吸肌功能锻炼对缓解慢阻肺患者呼吸困难、增加吸气肌强度和耐力及患者 6min 步行距离效果显著，能使患者的呼吸困难指数和生活质量都得到改善。具体的锻炼方法包括：缩唇式呼吸、腹式呼吸（膈式呼吸锻炼）、缩唇 − 腹式呼吸、全身性呼吸操。呼吸肌功能锻炼应根据病人的肺功能而制订出不同的训练计划，强度以患者自觉稍累而无呼吸困难为度；理想的运动锻炼是在对患者不造成负担的情况下达到最大的运动效果。如果患者年纪大，锻炼时不强求动作一定要做到位，运动时要注意个人安全，防跌倒。

三、长期家庭氧疗和无创通气的护理

1. 长期家庭氧疗的好处

反复发作的慢阻肺引起邻近小动脉炎症、管壁增厚、管腔狭窄或纤维化甚至完全闭塞，肺泡壁破坏，肺血管阻力增加，管壁张力增高刺激管壁增生，缺氧使肺动脉发生变化，形成肺动脉高压。肺动脉高压加重右心室后负荷，逐渐发展为慢性肺心病以致心力衰竭；慢阻肺所致的缺氧和二氧化碳潴留可引起脑细胞、脑间质水肿等身体损害。而长期家庭氧疗可以尽量减少以上身体损害，提高慢阻肺患者的寿命，有研究证实其寿命与每天吸氧时间的长短有关；其次接受长期家庭氧疗的患者呼吸困难症状减轻，睡眠有所改善，心情和精神也得到改善，减少了急性加重住院治疗的频率，减轻了医疗经济负担，从而提高生活质量；长期家庭氧疗纠正了低氧血症，改善了患者大脑的缺氧状态，纠正了注意力不集中、记忆力和智力下降、抑郁、烦躁等一系列神经精神症状；长期家庭氧疗可以降低肺动脉压，阻止或延缓肺心病的形成和发展。

2. 长期家庭氧疗的方法及护理

（1）根据动脉血气分析结果，确定氧疗的指征。慢阻肺缓解期患者在休息状态下、运动或睡眠时呼吸室内空气，氧分压低于或等于55mmHg者是氧疗的适应症。或已经有肺心病、肺动脉高压、红细胞增多症的患者在休息状态下呼吸室内空气，氧分压低于或等于59mmHg者是氧疗法的适应症。氧疗的目标是在休息、睡眠和运动过程中维持血氧饱和度在90%以上水平，一些慢阻肺患者急性加重经过治疗后能恢复到正常水平，则不需要再吸氧，故长期家庭氧疗的患者在1～3个月后应重新找医生评估，如没达到氧疗的血气标准，则氧疗不需继续。

（2）方法及护理。

①方法。重度慢阻肺患者多伴有不同程度的二氧化碳潴留，因而主张低浓度、低流量给氧。长期家庭氧疗的患者必须坚持每天吸氧至少15h，氧流量1～2L/min，氧体积分数25%～29%。氧体积分数与流量的计算公式为：氧体积分数（%）= 21 + 4 × 氧流量。患者常用的供氧类型有罐装压缩气体和制氧机，患者采用单鼻塞或双鼻塞氧气连接管或面罩给氧，面罩吸氧比较舒适，

但会影响说话和进食，长时间使用有二氧化碳潴留的危险，一般适合在短时间需要提高流量吸氧时使用。

②护理。湿化瓶内盛 1/3 至 1/2 体积的蒸馏水或纯净水，条件不允许者用经过沉淀的冷开水也可以，湿化水每天更换，湿化瓶每天清洗，以防细菌感染，天气寒冷时使用接近体温（37℃左右）的湿化水使氧气加温湿化，患者吸氧更舒适。氧气管应经常清洗或更换，保持清洁通畅，每周用体积分数 75% 的酒精或 0.5% 的含氯消毒剂浸泡 30min 后用清水彻底冲洗晾干。

3. 纠正家庭氧疗的认识误区

患者由于医学知识缺乏，常常存在有以下三个吸氧误区：

（1）发病才需要吸氧，不发病不需吸氧。正确做法是发病时需要吸氧，不发病如果体内有缺氧状况存在，仍然需要吸氧，才能减少发病次数，减轻发病的程度。

（2）长期吸氧成瘾。实际上氧气存在于空气之中，是人每时每刻所必需的，如果患者病情好转，缺氧状态改善，就可以不吸氧，不吸氧也不会难受的；如果病情没好转或持续恶化，吸氧状态没改善，空气中的氧气不足以满足身体需要，就必须通过吸氧来为身体补充供氧，纠正身体的缺氧状态，这时候不吸氧才会觉得难受，绝对不是吸氧上瘾了。

（3）吸氧中毒。我们每天都吸空气中的氧，也没有发生中毒，同样道理，只要在医务人员的指导下，低流量（1 ～ 2L/min）、低浓度（25% ～ 29%）吸氧是不会发生中毒的。

4. 氧疗的安全防护

（1）氧气筒和制氧机周围严禁烟火。氧气罐内是高压（达到 150 个标准大气压）状态，氧气有助燃的化学性质，要做好防火、防热、防油、防震措施。氧气筒和制氧机至少距离火炉 5m、暖气 1m，氧气筒内的氧气用剩 0.5MPa（兆帕）时，必须更换不能用尽，以免灰尘进入筒内再次充氧气时发生爆炸。

（2）当吸入氧体积分数高于 60%（9.75L/min），持续时间超过 24h，可能引起氧中毒、肺不张、呼吸道分泌物干燥以及呼吸抑制。故患者如果因各种原因（排便、剧烈运动等）引起呼吸困难加重，可以短时间提高氧流量纠正身体缺氧状态，等呼吸困难缓解后应及时调低氧流量至安全范围（1 ~ 2L/min）。

5. 无创通气的治疗及护理

重度慢阻肺患者缓解期缺氧和二氧化碳潴留是并存的，家庭氧疗对纠正患者缺氧，改善生活质量有重要的意义，但对改善二氧化碳潴留无明显的作用。家庭无创正压通气治疗在缓解期慢阻肺患者中的应用可以更好地改善肺泡通气和换气，降低二氧化碳潴留。近年来发达国家慢阻肺稳定期患者无创正压通气的使用率在 40% ~ 60%，对延缓慢阻肺患者肺功能进行性恶化有积极的意义。

为了用好这个治疗措施，除了设置参数、选好面罩、正确操作以外，还要注意以下事项：家属可以协助患者翻身、拍背，鼓励患者及时咳出呼吸道分泌物，保持气道通畅。如患者出现咳嗽、咳痰剧烈时应停机 5 ~ 10min，让患者将痰液排出。患者感冒或其他原因引起急性鼻粘膜充血水肿时，可先用呋麻、必通等鼻粘膜血管收缩剂滴鼻后再上机。患者通气治疗过程中应闭口用鼻呼吸，减少吞咽动作以防胃肠胀气。一旦出现鼻梁根部漏气应调节头带固定，以免出现刺激性角膜炎。如果刺激性角膜炎出现了也不必紧张，可用抗生素眼药水滴眼。如果气道分泌物多且不能有效清除或无创通气后呼吸窘迫没有缓解，且发绀加重、意识障碍加深，应立即停用通气治疗并向医生求助。

6. 饮食营养

慢阻肺患者由于多种原因常常伴有营养不良，营养不良可导致呼吸肌群的功能降低，从而使肺功能进一步恶化；营养不良时出现的低蛋白血症加重肺水肿的情况，电解质紊乱如低磷、低钾血症也进一步加重呼吸肌的功能紊乱，身体里钙、磷比例失调使患者更易发生骨折；营养不良的患者死亡率更高。为了避免或减轻以上情况出现，患者的营养支持必须重视。

7. 药物使用注意事项

慢阻肺稳定期的长期治疗以吸入药物为主，口服药物为辅。既不要过分依赖药物、随意增减药物，也不要盲目自己到药店购药，很多非处方药看似"立竿见影"，实则添加了激素，长期服用易造成激素依赖等不良后果。患者只要在专科医生的指导下合理使用药物，出现不良反应的情况是很少的。

四、学会正确的排痰方法，保持呼吸道通畅

1. 促进有效排痰

（1）深呼吸和有效咳嗽。有助于气道远端分泌物的排出，保持呼吸道通畅。有效咳嗽的方法：①患者坐位，双脚着地，身体稍前倾，双手环抱一枕头，有助于膈肌上升。②进行几次深而缓慢的腹式缩唇呼吸。③再深吸一口气后屏气 3 ~ 5s，身体前倾，从胸腔进行 2 ~ 3 次有力的咳嗽，张口咳出痰液。患者需控制浅而频繁的爆发性咳嗽，以免引起自发性气胸。

（2）胸部叩击、拍背排痰。适用于病久体弱、长期卧床、排痰无力者，由患者家属学会操作方法，帮助患者实施，促进排痰。操作方法：①患者坐位或侧卧位，操作者五指并拢，掌心成杯状（见图 3 - 5）。②以手腕力量，从肺底自下而上、由外到内、迅速而有节律地叩击、拍打胸壁。每一肺叶叩击 1 ~ 3min，每分钟 120 ~ 180 次，叩击时发出一种空而深的拍击

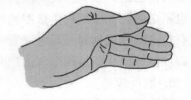

图 3 - 5 拍背时五指并拢呈空杯状

音则表明手法正确。③叩击、拍背力量适中，以患者不感到疼痛为

宜，操作应安排在餐后2h至餐前30min完成，避免治疗中呕吐。

（3）雾化治疗。利用雾化装置将药液分散成细小的雾滴，使其悬浮在气体中经口/鼻吸入气道，并在气管、细支气管、肺泡中沉积下来，通过肺组织吸收而产生全身性疗效。家庭氧疗的患者可以选择氧气雾化吸入方法。痰液粘稠的患者，可遵医嘱使用氨溴索、盐酸氨溴索或乙酰半胱氨酸等药物雾化，这些药物把粘痰的肽链打断，使痰液变稀薄而容易咳出。

2. 养成良好的饮水习惯

慢阻肺患者若无心脏、肾脏疾病影响，每日应保证2000mL以上的水分摄入，以利于稀释痰液，保持呼吸道通畅。一般选用温开水或温淡茶水为宜，少量多次饮水，可避免饱胀且更利于吸收。

五、保持精神舒畅

由于慢性阻塞性肺气肿病情易反复，心肺功能明显衰退，生活质量下降，患者容易产生失望、焦虑、愤怒、悲观等不良情绪。不良情绪通过躯体、心理的异常反应，产生一系列的病理性反应如高血压、糖尿病、冠心病等疾病。正因为心理因素与疾病的关系密切，心理状态已经被世界卫生组织列为评价人体健康的四大指标之一。快乐使人健康长寿，俗话说"笑一笑，十年少"，一个人如果能有一个好的心情，保持乐观积极的精神状态，使自己进入洒脱豁达的境界，就掌握了生命的主动权。我们无法改变客观环境，但却可以改变对客观环境的态度，努力改变我们能够改变的，坦然面对我们无法改变的，就能把痛苦变成快乐。

六、定期随访，规范治疗，巩固疗效

治疗慢阻肺需要有计划地进行综合性长期治疗，以达到减轻症状、预防病情恶化、减少病情急性加重，提高生活质量的目的。按医嘱继续坚持药物治疗，确保按时按量用药。用药过程中

应严密观察病情变化及有无药物不良反应的发生，出现不适或咳嗽剧烈频繁、咳痰增加、咳黄脓痰、喘息时应及时就诊。平常注意保暖，避免受凉，预防感冒。避免过度劳累，建立健康的生活方式。每年在流感流行季节到来之前（秋、冬季），应给予流感疫苗注射；每5年注射1次肺炎疫苗可使慢阻肺患者的严重发病和死亡率减少约50%；免疫调节剂如胸腺肽或卡介苗多糖核酸等可提高机体免疫力，减少慢阻肺急性发作次数及住院率。

参 考 文 献

［1］尤黎明．内科护理学［M］．3版．北京：人民卫生出版社，2002：26.

［2］US Department of Health Services. The health consequences of smoking nicotine addiction: a report of the surgeon general［M］. DHHS Publication (CDC)，1998，69.

［3］Nici L, Donner C, Wouters E, et al. ATS/ERS Pulmonary Rehabilitation Writing Committee. American Thoracic Society/European Respiratory Society Statement on Pulmonary Rehabilitation［J］. Am J Respir Crit Care Med 2006，173：1390－1413.

［4］曾雪峰，王晓霞，李凯，等．呼吸训练对稳定期慢阻肺患者的影响［J］．临床肺科杂志，2011，16（9）：1318－1319.

［5］陈杏．行为转变理论在慢阻肺患者呼吸训练中的应用［J］．护理学杂志，2012，27（23）：32.

［6］王凤琼，易隽．长期家庭氧疗对缓解期慢阻肺患者的影响研究［J］.临床肺科杂志，2008，13（9）：1140.

［7］潘岁月，宋湘云，高文琦，等．慢阻肺病人家庭无创通气治疗自我管理现状与需求的调查分析［J］．护理研究，2009，23（15）：1328－1329.

［8］杨慧明．营养支持对慢阻肺患者营养状况的影响研究［J］．中国保健营养，2012，22（20）：4343－4344.

（吴少珠）

第四节　慢阻肺的膈肌康复治疗

1. 慢性阻塞性肺疾病患者呼吸肌及膈肌衰弱的发病机制

（1）胸廓的机械改变。COPD 患者肺过度充气，膈肌低平，减少了膈肌与肋骨的对合区域，降低了膈肌曲度，改变膈肌肋骨部的机械排列，膈肌曲率半径增加，膈肌初始被动张力增加，膈肌弹性回缩力上升，在冠状面于肺功能残气状态时，COPD 与健康者比较对合区长度变短。根据 Laplace 定律，曲率半径的增加可致膈肌的被动张力增加，减少跨膈压产生的效率，患者呼吸更费力。

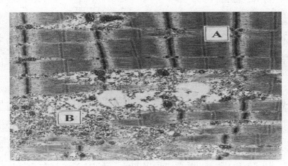

图 3-6　电镜下 COPD 患者膈肌中的正常肌节
（A）和损伤肌节（B）

（2）膈肌初长缩短。肺气肿胸廓上抬、膈肌低平，肌肉纤维缩短，收缩力下降。

（3）膈肌肌纤维排列改变。健康人呼气时膈肌纤维接近纵向排列，肺气肿时接近横向排列。

（4）膈肌受损和膈肌菲薄。长期的缺氧和氧化应激使膈肌损害，长期的营养不良导致膈肌变薄，膈肌无力。有报道轻中度

COPD 患者的膈肌肌球蛋白减少 30%，重度患者的膈肌肌纤维横截面积减少 40% ～ 60%；有肺动脉高压者膈肌肌力下降 50%，膈肌横截面积减少 75%。

2. 膈肌衰弱患者生活质量明显下降

慢阻肺发病率高、致残率高、死亡率高。患病人群庞大，但对于慢阻肺的防治知识患者知之甚少，加大了慢阻肺的杀伤力。为什么慢阻肺致死率高？慢阻肺就像一把藏在身体里的"慢刀子"，对人身体和精神造成双重折磨。该病的症状是不断递进的，从咳嗽、咳痰到气短或呼吸困难，再到憋气和胸闷，最后引起全身性疾病，包括心血管疾病、骨骼肌功能障碍、代谢综合征、骨质疏松症、肺癌等。晚期慢阻肺患者最典型的症状就是喘不上气，即使坐着或躺着不动也不行，非常痛苦。但慢阻肺患者也不必悲观，只要早治疗，就能有效改善呼吸困难等相关症状，提高活动能力和生活质量。在慢阻肺的基础治疗中，坚持药物治疗是关键，能有效改善症状，预防复发，减少急性加重发作的频率和严重程度，改善健康状况，提高活动耐受能力等。

3. 呼吸肌尤其是膈肌功能锻炼能提高慢阻肺患者的生活质量

慢阻肺患者稳定期的管理需做到全社会人人知晓慢阻肺的危害，采取长期有效的预防和治疗措施。呼吸活动由呼吸肌的舒缩活动完成，膈肌是最主要的呼吸肌，可以说没有膈肌就没有呼吸。所以呼吸肌尤其是膈肌功能锻炼能明显提高慢阻肺患者的生活质量。常用呼吸肌功能锻炼的方法有以下几种。

（1）腹式呼吸法。如图 3 - 7 所示，患者取立位，体弱者也可取坐位或仰卧位，上身肌群放松，做深呼吸，一手放于腹部，一手放于胸前，吸气时尽力挺腹，也可用手加压腹部，呼气时腹部内陷，尽量将气呼出，一般吸气 2s，呼气 4 ～ 6s，吸气与呼气时间比为 1：2 或 1：3。用鼻吸气，用口呼气，要求深吸气缓慢呼气，不可用力，每分钟呼吸速度保持在 7 ～ 8 次，开始每日 2

次腹式呼吸锻炼，每次 10 ～ 15min，熟练后可增加次数和时间，使之成为自然的呼吸习惯。

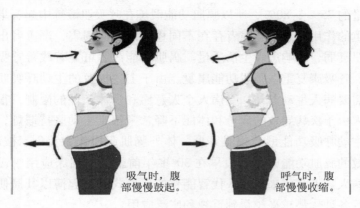

吸气时，腹部慢慢鼓起。　　呼气时，腹部慢慢收缩。

图 3 - 7　腹式呼吸法示意图

（2）缩唇呼吸法。用鼻吸气，缩唇做吹口哨样缓慢呼气，如图 3 - 8 所示在不感到费力的情况下，自动调节呼吸频率、呼吸深度和缩唇程度，以能使距离口唇 30cm 处与唇等高点水平的蜡烛火焰随气流倾斜又不致熄灭为宜。每天 3 次，每次 30min。

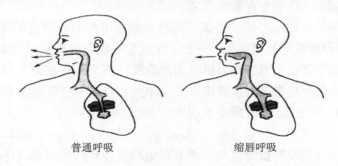

普通呼吸　　　　　　　缩唇呼吸

图 3 - 8　普通呼吸与缩唇呼吸

（3）采用呼吸训练器，在患者可耐受的前提下，每天增加训练时的呼吸阻力以增加呼吸肌耐力。

总的来说，呼吸肌是呼吸动力，其中膈肌是最重要的呼吸肌，也叫呼吸泵，是呼吸的动力之源，在呼吸过程占呼吸肌动力力量的 75%～80%，所以膈肌功能锻炼在呼吸肌锻炼中起着举足轻重的作用。慢阻肺患者存在不同程度的膈肌损害，严重者出现膈肌衰弱，影响患者生活质量。膈肌功能锻炼可显著改善呼吸功能，呼吸康复重在膈肌功能康复。由于上述提及的主动呼吸肌锻炼需要病人主动参与，受病人个人意愿和身体条件的限制，很多病人由于疾病导致的疲惫和体能下降常常很难主动坚持锻炼，所以主动呼吸功能锻炼很难开展。体外膈肌起搏作为无创、被动、有效的膈肌功能康复手段早在 30 多年前就已在临床应用于慢阻肺病人。近几年来，新一代智能化的便携式膈肌起搏以其简便易携等各种优势越来越得到重视和广泛应用。

4. 体外膈肌起搏是最有效的膈肌功能锻炼手段

最近数十年国内外许多学者认识到在慢性阻塞性肺疾病的发生、发展过程中呼吸肌疲劳，尤其是膈肌疲劳是一个重要因素。如何有效地预防、减轻呼吸肌尤其是膈肌疲劳，从而提高通气量，对 COPD 患者有重要意义。

膈肌是最主要的呼吸肌，膈肌收缩占平静时通气量的 3/4～4/5，但膈肌耗氧量很少，一般不及整个呼吸肌群耗氧量的 20%，从生理学角度上看，提高膈肌功能是既经济又有较好效益的改善呼吸方式。传统呼吸肌锻炼方法（主要包括控制性呼吸法和缩唇呼吸），由于动作繁琐见效又慢，病人不容易坚持，往往半途而废。

体外膈肌起搏等电刺激技术有望取代经典传统康复训练模式而成为 COPD 患者呼吸功能康复的有效策略，它有不会加重患者呼吸困难、无论哪种严重程度的患者均易承受、增进外围肌肉功能、增强运动耐力、改善呼吸困难和生活质量等优点。

1987 年中山大学附属第一医院呼吸内科与中山大学生物工程

开发中心联合开发的体外膈肌起搏技术（EDP）是一种实用、操作简便的医疗技术，经过临床应用证明对慢性阻塞性肺疾病患者膈肌疲劳有良好的康复治疗作用，能改善肺通气功能，提高病人生活质量。

体外膈肌起搏技术从 1987 年开始应用至今已有 30 多年的历史。体外膈肌起搏技术是用电脉冲刺激膈神经使膈肌有节律舒缩而产生呼吸运动。主要包括三部分：①电脉冲发生器；②具有导电性能的皮肤电极；③连接电脉冲发生器与皮肤电极的导联线。其作用机理如图 3 – 9 所示。

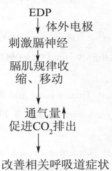

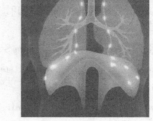

图 3 – 9　体外膈肌起搏技术机理

使用体外膈肌起搏器可以有效增加膈肌移动度，增加膈肌血流量，强化膈肌肌纤维，增强膈肌肌力，提高膈肌耐力，降低肺动脉压力，从而达到防治膈肌衰弱的目的。慢阻肺患者长期规律使用体外膈肌起搏器锻炼膈肌，可有效提高肺顺应性，改善通气功能，促进排痰，增强活动耐力。

目前，新一代体外膈肌起搏器（图 3 – 10）好地解决了膈肌疲劳难题，且具有无创、便携、易操作等特点，有望成为慢阻肺患者日常健康管理的有效辅助工具。

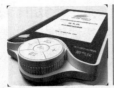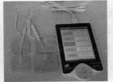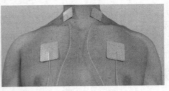

图 3 – 10　新一代体外膈肌起搏器

参 考 文 献

[1] Klimathianaki M, Vaporidi K, Georgopoulos D. Respiratory muscle dysfunction in COPD: from muscle to cell [J]. Current Drug Targets, 2011, 12 (4): 478 – 488.

[2] Ford GT, Whitelaw WA, Rosenal TW, et al. Diaphragm function after upper abdominal surgery in humans [J]. Am Rev Respir Dis, 1983, 127 (4): 431 – 436.

[3] Imagita H, Nishikawa A, Sakata S, et al. Tidal volume and diaphrage muscle activity in rats with cervical spinal cord injury [J]. J Phys Ther Sci, 2015, 27 (3): 791 – 4.

[4] Hughes PD, Polkey MI, Harrus ML, et al. Diaphragm strength in chronic heart failure [J]. Am J Respir Crit Care Med, 1999, 60 (2): 529 – 534.

[5] Silva SM, Corrêa JCF, Silva FC, et al. Comparison of respiratory muscle strength between elderly subjects after a stroke [J]. Acta Fisiatr, 2013, 20 (1): 20 – 23.

[6] 袁启明. 功能性电刺激装置的临床应用及其前景 [J]. 中国医药情. 1996, 2 (2): 122 – 128.

[7] 谢秉煦, 陈家良, 陈境弟等. 体外膈肌起搏对慢性阻塞性肺病膈肌功能康复的研究 [J]. 中华结核和呼吸杂志, 1988, 11 (3): 156 – 159.

（张红璇）

第五节 慢性阻塞性肺疾病与误吸

一、误吸的定义

误吸是指口咽或胃内容物被吸入喉或下呼吸道。误吸诱发咳嗽是人体的保护性反射，根据是否存在咳嗽症状将误吸分为显性误吸和隐性误吸，存在咳嗽的误吸为显性误吸，没有咳嗽的误吸为隐性误吸。进食期间，误吸物与进食的内容有关，可分为两类：一类是吸入含有胃酸的胃内容物，多表现为显性误吸；另一类是吸入含有口咽定植细菌的口腔分泌物，多表现为没有咳嗽症状的隐性误吸。误吸的症状和后果与吸入的内容物性质和量有关，轻的可以没有任何症状，重的可以出现吸入性肺炎、肺水肿和窒息，大多数表现为咳嗽、咳痰、发热、喘息和呼吸困难。吸入气道内容物为无菌的口腔分泌物时，可以出现咳嗽、咯白痰症状；吸入无菌的胃酸性内容物时，可以出现咳嗽、喘息和呼吸困难的症状；当吸入物存在细菌时，可以继发气管炎、支气管炎和肺炎的症状。

呼吸道分泌少量的粘液是正常的，它对人体起到保护作用。当吸入比较冷和干燥的空气时，通过呼吸道可以使进入肺内的含氧空气进行湿润和加温，也可以使吸入空气中的尘埃、有毒颗粒以及空气中的含细菌的尘埃颗粒吸附在湿润的支气管壁上，通过支气管上皮的纤毛运动，推向上呼吸道，通过咳嗽排出体外，起到了保护肺脏的作用。

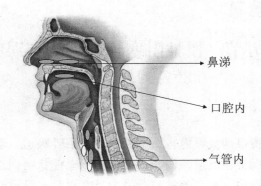

鼻涕

口腔内

气管内

图 3 - 11　异物的位置

二、误吸的危险因素

1. 医源性因素

（1）气管切开术后患者气管内食物（或者是管饲液）、气管内分泌物的残留，是反流或者误吸的主要因素。

（2）长期辅助呼吸。当患者的病情需要人工气道辅助通气时，会影响患者的吞咽功能，口、鼻分泌物容易被误吸。

（3）持续输注与间断管饲。喂养输注的速度和容量明显影响胃内压力和 GER。输注速度过快极易产生误吸，何种喂养方式最佳（持续/间断）报道不多。有学者认为，持续性输注较少发生误吸。一组老年患者的研究表明，间断性输注组误吸发生率明显高于持续输注组。在一组急性神经性病变的患者中，发现间断性喂养误吸发生率为 3/17，持续性喂养则为 1/17。

2. 病理性因素

（1）意识障碍。下列疾病的急性期或严重失代偿期，可产生意识障碍，增加误吸的风险。如脑外伤后昏迷、脑血管意外急性期、代谢性脑病、多器官功能紊乱、呼吸循环衰竭。意识障碍发生误吸的原因常与张口反射下降、咳嗽反射减弱、胃排空延迟、贲门括约肌阀门作用下降、体位调节能力丧失以及抵御咽喉部分泌物及胃内容物反流入呼吸道的能力下降等有关。

（2）神经性疾病。神经功能缺损的患者特别容易发生误吸。一些进展性脑部疾病如脑卒中、帕金森病，出现膈肌功能紊乱或丧失，因而导致误吸。另外，帕金森病可并发胃肠动力的削弱，脊髓损伤患者采用后仰位长期卧床，有证据表明，持续性后仰位可增加胃食管反流和误吸的可能性。

（3）神经肌肉障碍。由于口咽肌肉失去神经支配，或肌肉本身问题，吞咽的生理反射机制被破坏，吞咽的时序性、协调性将不同程度地受到影响。临床上引起误吸危险的神经肌肉障碍疾病包括帕金森病、颅神经病变、肌肉萎缩症、格林 – 巴利综合征、重症肌无力、多发性肌炎、声带麻痹。

（4）药物使用不当。药物/酒精中毒、镇静剂过量，危重患者使用药物（吗啡、巴比妥）等都易发生误吸。有学者指出，抑酸药物由于抑制了胃酸分泌，使得蛋白酶活性下降，可能减慢食物的水解，延缓胃排空；同时胃酸分泌下降又可引起胃泌素分泌上升，后者虽引起胃窦部收缩力增加，但常伴随液体分泌减少，引起食物粘性增高，胃排空延迟。很多药物都有减少唾液分泌的副作用，唾液分泌减少的同时也增加唾液中细菌聚集。如果此时误吸唾液，唾液的细菌会导致感染。如误吸物的 pH 值过高或过低还会造成气道损伤。误吸物还可能会导致气道阻塞。

（5）胃肠功能紊乱。硬皮病、胃食管反流、反流性食管炎、Zenker' 憩室、气管食管瘘、食管裂孔疝均可出现进食后反流或分流物质进入气管，是胃肠功能紊乱中最常见的误吸因素。此外，食管癌、幽门狭窄、环咽肌失弛缓症等梗阻性疾病因食物不能进入胃肠，而溢流入肺而产生误吸。

呕吐可通过以下几个途径产生误吸：① 患者缺乏足够的反射来保护呼吸道，导致突然的高压力的胃内容物反流到咽喉部；

② 呕吐常使喂养管移位，甚至进入食管。有学者分析，这主要与胃内容物过多、扩张或者与胃肠动力减慢有关。

（6）腹部、胸部创伤和手术。两者均有相对较高的误吸发生率，尤其是出现并发症，手术后胃肠动力下降也是常见原因。

（7）糖尿病。该类患者因自主神经功能紊乱，而有显著的胃动力障碍表现。另外，中度高血糖（7.77 mmol/L ～ 9.71 mmol/L）可延缓胃排空时间。而在危重患者中，血糖升高较为常见。有报道，64 例重症患者有 22 例发生高血糖（>11mmol/L），这亦增加了误吸发生机会。

（8）口咽菌群失调。直接导致口咽菌群失调的原因是口腔或牙科疾病，牙龈炎、慢性疾病及牙齿退化都可以改变口腔菌群和唾液中菌群的组成，严重疾病、缺乏活动或营养不良时，口咽菌群可随之改变。管饲患者因为不能经口进食，口腔清洁护理不够，导致唾液中的菌群生长，当唾液和流质及食物混合误吸时，将导致肺部的细菌感染。依赖口腔护理及退化牙齿的数目都可能与口腔科疾病直接相关，从而导致口咽定植菌群的改变。

3. 生理性因素

（1）口腔卫生不良。对于长期机械通气的患者，口腔和牙齿均成为致病菌的栖息地。因通气装置刺激口腔及咽喉部粘液分泌，此类患者有气管内插管或导管松动之虞，提供优质的口腔护理比较困难，在一定程度上增加了误吸发生率。

（2）老年人。60 ～ 75 岁高龄患者同样也被认为是高危因素，因老年患者常有吞咽能力下降。

三、慢阻肺患者误吸的机制

1. 慢阻肺患者胃食管反流发生率高

胃食管反流是常见的生理现象，通常由于食管下括约肌（LES）的压力降低导致。多项研究表明，慢阻肺患者胃食管反流发生率显著升高，慢阻肺急性加重患者反流症状更重，平均每周出现 1.56 次，而且在急性加重期间患者反流症状发生率高。另外一方面，反流患者急性加重的风险增加，而且反流发作频率和急性加重的频率与住院率存在相关性。

慢阻肺患者胃食管反流发生率高的可能机制：①患者通气功能障碍，需增加呼吸肌做功，胸腹压力增大，LES 压力梯度减少导致反流；②气流阻塞可能会大大增加 LES 短暂松弛频率；③呼吸系统药物，如 β 受体激动剂、抗胆碱药、糖皮质激素和茶碱类药物可能与胃食管反流相关；④吸烟、焦虑可增加胃酸产生，加重反流症状。

2. 慢阻肺患者容易出现吞咽功能受损

吞咽过程需要同呼吸过程精确协调，吞咽时呼吸不自主暂停，通常持续 0.5～1s。研究发现，慢阻肺患者存在显著、频繁的异常吞咽反射，很多患者存在贲门失弛缓表现。慢阻肺患者有 85% 存在不同程度的吞咽困难，其中 42% 存在误吸，28% 有喉部液体残留。连续饮水实验表明慢阻肺患者的误吸量表（PAS 评分）显著高于健康对照组，吸气—吞咽—呼气过程更加频繁。

慢阻肺患者容易出现吞咽受损的可能机制：①慢阻肺患者的高碳酸血症、高呼吸阻力和异常的胸腹运动会改变通气情况，使吞咽频率增快，咽部刺激增加，导致吞咽功能不协调和受损；②慢阻肺患者由于肺过度充气、营养不良和骨骼肌一般状态改变，引起呼吸肌肉力量和强度的降低，使呼吸功增加，辅助肌群参加呼吸使呼吸肌肉变短并更加紧张，这一改变使咽喉部位置漂移进而影响吞咽功能。

由于慢阻肺患者存在胃食管反流和吞咽功能受损，情况因此容易引起误吸的出现，从而发生急性加重。此外，研究发现，慢阻肺患者隐性误吸的发生率约为 33%，回归分析显示 mMRC 评分是误吸的危险因素。因此，对慢阻肺患者做好防误吸治疗是十分必要的。

四、慢阻肺患者误吸的处理

1. 预防

对于经口进食慢阻肺患者而言，为预防误吸的发生，照顾者要严格观察患者每一次经口进食情况，做到如下几点：①不要让患者在无人看护下进食；②建议患者在进食中尽可能坐位，并保持躯干90°角，颈和头前屈有助于防止误吸；③观察患者进食中是否有咳嗽、呛咳、清嗓子或呼吸困难等表现；④保持安静的环境，减少干扰，最好没有电视干扰。

在气道管理中，及时、有效清除呼吸道分泌物及误吸物是预防肺部感染的关键。美国呼吸治疗协会（American Association for Respiratory Care，AARC）指出，预防肺部感染、维持呼吸道通畅的一项重要措施就是有效吸痰。及时、有效地清除痰液，可保持呼吸道通畅，维持正常呼吸功能，减少病原菌定植，是气道管理的关键。一旦发现患者误吸，应尽快调整体位，头部偏向一侧，吸出残留在口腔和咽喉部的有可能导致气管阻塞的液体和食物。

2、治疗

（1）误吸异物的处理。①固体颗粒误吸。误吸后对呼吸道阻塞的严重程度取决于误吸物的大小和下呼吸道的口径。大块物体阻塞在喉或咽，建议采用 heimlich 手法，快速用力挤压上腹部，迫使膈肌上抬排出误吸颗粒。误吸小体积颗粒不会引起严重的气道梗阻，主要治疗方法是吸出异物，通常采用纤维支气管镜检查或支气管内窥镜来操作。②液体颗粒误吸临床处理的重点是用吸痰管吸出异物。

（2）如果误吸导致吸入性肺炎的发生，考虑选用抗生素。其原则是针对病原体使用抗生素。由于咳痰时检查厌氧菌无意义，所以常用的方法为气管内吸出物、支气管吸出物或脓胸液体的定量培养。在医院以外发生吸入性肺炎的病人，一般有厌氧菌感染，但医院内吸入性肺炎一般涉及多种微生物，包括革兰氏阴性杆菌，金黄色葡萄球菌以及厌氧菌。革兰氏阴性杆菌和金黄色葡萄球菌是混合性感染中的最主要成分，这些微生物可在痰培养中检测出来，体外药敏试验有助于抗生素的选择。

痰液的病原学诊断对于呼吸道感染的诊断和临床抗菌药物的选用具有重要的指导价值。痰液培养最能真实地反映感染的细菌病原学状况。目前，痰培养是痰标本病原学获得的最常用方法。据报道，经过筛选的合格痰标本，经口咳痰的痰培养阳性率为32.61%、经气管导管内吸痰的痰培养阳性率为46.15%、经气管套管内吸痰的痰培养阳性率为73.91%、经纤支镜防污染毛刷刷检的痰培养阳性率为78.3%。痰涂片简单、快捷、易操作，能在短时间内出结果，在行痰培养前先行痰涂片检查还可用来评价标本质量。痰涂片可初步鉴别病原菌的种类，如革兰氏阳性球菌、革兰氏阴性杆菌、真菌，可指导临床初始用药。若痰涂片中含有大量的感染细胞，可参考痰涂片中存在的致病菌或优势菌的形态来决定是否行进行痰培养的检测。

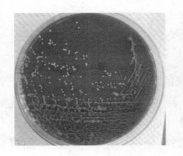 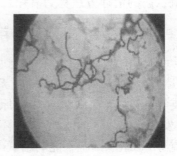

图3-12 痰涂片（革兰染色）　　　图3-13 细菌培养

参 考 文 献

[1] American Association for Respiratory Care. Clinical Practice Guidelines. Endotracheal suctioning of mechanically ventilated patients with artificial airways [J]. Respiratory Care, 2010, 55 (6): 758 – 764.

[2] Annemarie L Lee, Roger S Goldstein. Gastroesophageal reflux disease in COPD: links and risks [J]. Int J Chron Obstruct Pulmon Dis. 2015 (10): 1935 – 1949.

[3] 窦祖林. 吞咽障碍评估与治疗 [M]. 2 版. 北京：人民卫生出版社，2017: 428 – 449.

（周宇麒）

第六节　慢阻肺患者如何做好家庭氧疗

一、什么是氧疗？

借助于提高吸入氧浓度来提高血氧分压，从而纠正或缓解缺氧状态的治疗方法称为氧疗。

二、家庭氧疗方案推荐

1. 单纯制氧机

单纯的氧疗适用于呼吸系统的疾病（COPD、哮喘类、老慢支等）、大气性缺氧（如高原、高空大气压过低）、耗氧量增加（发热、寒战、抽搐）、循环障碍（心功能不全、血容量不足、休克等）、组织细胞不能利用氧（如氰化物中毒），以及前面提到的适合氧疗的人群。

2. 呼吸机与制氧机联合使用

因肺部病变所致的通气血流比例失调、肺内静脉血分流增加和弥散功能障碍的严重缺氧性呼衰，通过压力支持（0.98 ～ 2.45kPa）加 PEEP（0.29 ～ 0.18kPa）机械通气，既可减少呼吸功和肺水肿，又能改善通气与血流和减少肺内分流，减少氧耗，提高 PaO_2 和 SaO_2。此类患者呼吸道分泌物不多，患者处于清醒状态，及早采用经鼻或口鼻面罩机械通气，大部分患者能取得好的疗效。尤其是左心衰肺水肿患者（急性心肌梗塞、心脏瓣膜病变和心律失常、肺栓塞、补液过量或过快等），经氧疗、强心、利尿、扩血管等治疗未见好转者，一般应用数小时后病情大为改观。由于正压机械通气气道内和胸内压增加，使左心室后负荷降低，平均主动脉压增高，改善冠状动脉灌注，加上正压通气有利换气功能改善，纠正缺氧，挽救患者生命。严重肺水肿患者经无创机械通气治疗效果差时，应及时改用气管插管行有创机械通气治疗。

机械通气吸气气道峰压 >4.4kPa 的患者，为防止容积气压伤，可采用双相正压通气（Bi – CPAP）。允许患者在两个水平（吸气高压 0.098 ～ 2.9kPa、呼气低压 196 ～ 980Pa）上自主呼吸，具自主呼吸与控制呼吸并存的特点，提高人机配合度。它不但提高换气的氧合功能，还可在高功能残气位变为低功能残气位下交替呼吸，增加肺泡通气量，排出 CO_2。所以在自主呼吸和压力限制下的机械通气可减少血流动力学影响和肺损伤的发生。

三、高流量氧疗设备

制氧机是常用的高流量氧疗设备之一，一般用于急诊急救、心脑急救。不同品牌制氧机比较如表 3 – 4 所示。

表3-4　不同品牌制氧机比较

品牌	欧格斯	海龟	新松	鱼跃
外型				
价格（元）	3500～5300	4700～6300	5500～15 000	3500～5800
分子筛	进口法国CECA分子筛（双分子筛）保证供氧稳定	进口分子筛	高效分子筛	美国进口分子筛
压缩机	纯铜无油压缩机	大排量压缩机	高效制氧压缩机	中德爱普力压缩机
售后	一年免费换新机，专家随访	压缩机3年保修。客服随访	压缩机3年保修。客服随访	全国联保，客服随访
噪音	≤50			
氧体积分数	≥93%	≥90%	≥90%	≥93%
氧流量稳定性	稳定性高	较稳定	较稳定	稳定一般

（吴本权）

第七节 如何提高慢阻肺患者的认知功能

慢阻肺与认知障碍关系密切，有研究显示，慢阻肺是认知障碍的独立预测指标。稳定期慢阻肺患者中并发认知功能障碍者约占 8.8%，急性加重期慢阻肺患者中并发认知功能障碍者约占 22.6%，而认知能力完全正常的慢阻肺患者仅有 3%。慢阻肺患者痴呆风险比是正常人的 1.74 倍。对于急性加重期慢阻肺的住院患者，认知障碍会导致健康状况更差、住院时间更长，且不随慢阻肺病情好转而改善。慢阻肺合并认知障碍患者住院率及死亡率均较高，其比率与认知障碍严重程度成正比。慢阻肺患者并发的认知障碍包括记忆、注意、理解、感知、学习、推理、语言等方面的能力下降，且随着慢阻肺病情的严重程度及患病时间的延长，认知功能损害会越来越严重。

一、慢阻肺患者出现认知障碍的原因及其特点

慢阻肺患者由于长期气道阻塞致或轻或重的低氧血症和二氧化碳（CO_2）潴留，导致大脑（尤其前额叶）灌注不足，发生一系列的病理反应，例如氧自由基的产生、胶质细胞活化、神经元损伤等，引起一系列脑结构或功能的改变，直接影响到患者的认知功能。目前认为，低氧血症及高碳酸血症是导致认知障碍的最关键因素，有研究发现，伴有低氧血症（氧饱和度 <88%）的慢阻肺患者在接受氧疗后，出现认知障碍的风险可由原来的 5.45 倍降低至 0.14 倍。除此之外，吸烟、炎症、血管疾病、睡眠障碍、缺乏活动、抑郁等也是导致慢阻肺患者认知障碍发生的重要原因。

稳定期慢阻肺患者广泛存在认知障碍，尤其在注意力、执行

功能、记忆力、反应速度等方面显著受损。记忆力的损害可能与海马、边缘叶等记忆所涉及的区域对缺氧较敏感有关，注意力损害可能是脑弥散性缺氧所致的继发性改变。慢阻肺患者的认知功能障碍不同于老年化认知功能障碍，其语言流利性严重受损，表现为口语表达（verbal skills）和言语记忆（verbal memory）障碍，而视觉注意力仍保存。随着慢阻肺病情的进展，患者的听觉损害和认知功能障碍会逐渐加重。认知障碍的慢阻肺患者在使用手持药物设备时存在困难，因而出现服用药物剂量不足，药物疗效下降，导致生活质量下降，家庭经济负担增大。

二、筛查方法

慢阻肺较理想的筛查方法要求耗时短并且较全面，用于筛查慢阻肺患者是否存在认知障碍的常用评估工具有：中文版简易智能精神状态检查表（MMSE）（表 3 – 5），蒙特利尔认知评估测试（MoCA）（表 3 – 6），连线试验，触觉表现测试（Tactual performance tests）、韦氏成人智力量表、短时和延迟言语和非言语记忆测试（verbal and nonverbal memory tests）、阿尔茨海默病的认知评估量表。此外，可通过脑电图检查患者的听觉和视觉 P300 潜伏期，听觉 P300（不包括视觉的）潜伏期变长提示慢阻肺的认知障碍加重。临床上推荐将多种诊断性测试联合使用，这样可以提高慢阻肺患者认知障碍的筛查准确率，如 MMSE 和工具性日常生活活动（IADL）评估工具联合使用。近年来也出现使用电脑软件进行评估，尽管目前仍不能取代人工评估，但对于快速筛查有较大帮助。

表 3 - 5 简易精神状态检查表

中文版简易智能精神状态检查量表（MMSE）

姓名：_____ 性别：_____ 年龄：_____ 文化程度：_____

照料者姓名：_____ 家庭住址：_____ 电话：_____

评定时间：_____ 既往病史：_____

项 目		记 录	评 分
Ⅰ定向力 （10分）	今年是哪一年		0 1
	现在是什么季节		0 1
	现在是几月		0 1
	今天是几号		0 1
	今天是星期几		0 1
	你现在在哪一省（市）		0 1
	你现在在哪一县（区）		0 1
	你现在在哪一乡（镇、街道）		0 1
	这里是什么地方		0 1
	你现在在哪一层楼上		0 1
Ⅱ记忆力 （3分）	皮球		0 1
	国旗		0 1
	树木		0 1
Ⅲ注意力和 计算力 （5分）	100 - 7		0 1
	- 7		0 1
	- 7		0 1
	- 7		0 1
Ⅳ回忆能力 （3分）	皮球		0 1
	国旗		0 1
	树木		0 1

续上表

项　目			记　录	评　分
Ⅴ语言能力 （9分）	命名能力	手表		0　1
		铅笔		0　1
	复述能力	四十四只石狮子		0　1
	三步命令	右手拿纸		0　1
		两手对折		0　1
		放在大腿上		0　1
	阅读能力	请闭上您的眼睛		0　1
	书写能力	写出一个完整的句子		0　1
	结构能力	⬡⬡ 按样作图		0　1
总分				/30

表3-6 蒙特利尔认知评估量表

Montreal Cognitive Assessment(MoCA)Beijing Version
蒙特利尔认知评估北京版

出生日期：
教育水平：
性　别：　　　姓名：
　　　　　检查日期：

视空间与执行功能		复制立方体	画钟表（11点过10分）（3分）	得分

视空间：戊（结束）甲 乙 2 5 1（开始）丁 4 3 丙 戊

[ ]　　　　　[ ]　　　轮廓　数字　指针 ___/5

命名

[ ]　　　　　[ ]　　　　　[ ] ___/3

记忆	读出下列词语，而后由患者重复上述过程重复2次 5分钟后回忆		面孔	天鹅绒	教堂	菊花	红色	不计分
		第一次						
		第二次						

注意	读出下列数字，请患者重复（每秒1个）	顺背 [ ]21854 倒背 [ ]742	___/2

读出下列数字，每当数字1出现时，患者必须用手敲一下桌面，错误数大于或等于2个不给分
[ ]52139411806215194511141905112 ___/1

100连续减7	[ ]93　[ ]86　[ ]79　[ ]72　[ ]65 4-5个正确给3分，2-3个正确给2分，1个正确给1分，全都错误为0分	___/3

语言	重复：我只知道今天张亮是来帮过忙的人 [ ] 狗在房间的时候，猫总是躲在沙发下面 [ ]	
	流畅性：在1分钟内尽可多的说出动物的名字 [ ] （N≥11名称）___/1	

抽象	词语相似性：如香蕉-桔子=水果 [ ]火车-自行车 [ ]手表-尺子	___/2

延迟回忆	回忆时不能提示	百孔 [ ]	天鹅绒 [ ]	教堂 [ ]	菊花 [ ]	红色 [ ]	仅根据非提示回忆计分
选项	分类提示						
	多选提示						___/5

定向	[ ]日期　[ ]月份　[ ]年代　[ ]星期几　[ ]地点　[ ]城市	___/6

分类提示：
面孔：身体的一部分
天鹅绒：一种纺织品
教堂：一座建筑

多选提示：
鼻子、面孔、手掌
棉布、牛仔布、天鹅绒
教堂、学校、医院

分类提示：
红色：一种颜色

多选提示：
玫瑰、菊花、牡丹
红色、蓝色、绿色

总分 ___/30

三、治疗方法

目前，慢阻肺患者认知功能障碍的治疗缺乏特异性和针对性，有限的研究证据显示，随着慢阻肺的临床功能（恶化率、医疗依从性、住院时长、生活质量等）的改善，慢阻肺患者的认知功能也能够在一定程度上得到改善。治疗的关键在于积极防治原发病、延缓病情进展、预防并发症，提高患者的生活质量和满意度。常用的治疗方法有长期氧疗、肺康复、远程医疗（慢阻肺宣教、应对技巧训练）、药物治疗及认知训练等。

（一）针对慢阻肺的治疗

1. 长期氧疗

早在 40 余年前，就有学者通过给 12 名严重低氧血症的慢阻肺患者进行 1 个月的氧疗后，发现这些患者的认知功能均得到改善，而后续的研究发现持续氧疗比夜间氧疗能够更好地提高慢阻肺患者的认知功能，从而降低其死亡率。说明长期氧疗能够改善低氧血症慢阻肺患者的认知功能，并且持续的氧疗（continuous oxygen therapy）比夜间氧疗（nocturnal oxygen therapy）对认知功能的改善更为明显，但短期使用氧疗对慢阻肺患者的认知功能似乎无明显效果。

2. 肺康复

有氧运动能力下降是慢阻肺患者认知损害的危险因素，肺康复通过改善有氧运动能力，提高机体的摄氧量，从而达到改善慢阻肺患者认知功能的目的。肺康复包括个体化运动方案和慢性呼吸损害相关的健康宣教。肺康复是一个长期及持续的过程，进行 3 周以上的肺康复训练就能明显改善患者的认知功能，持续进行训练，认知功能可得到持续的改善；而停止训练后，这类患者的认知功能会停止进一步改善，甚至出现下降。除了通过改善有氧运动能力外，肺功能训练还可以通过改善日常生活能力和情绪从而达到改善患者认知功能的目的。

3. 远程医疗

在丹麦的一项虚拟医院试验（virtual hospital trial）发现慢阻肺加重期的患者中，居家康复与住院治疗均能改善患者的认知障碍，而且改善无明显差别，说明远程医疗（如通过电脑或手机进行慢阻肺宣教、应对技巧训练）可作为慢阻肺患者改善认知的治疗方法之一，即使慢阻肺患者存在认知功能下降，仍然可通过远程医疗来处理加重期的慢阻肺患者。

4. 药物治疗

目前对慢阻肺患者的认知和心理障碍的药物研究数据非常有限，在动物模型实验中，β_2 受体激动剂福莫特罗和磷酸二酯酶-4抑制剂可能能够改善慢阻肺患者的认知功能，但尚且缺乏确定性的研究证明何种药物对慢阻肺患者的认知有确切治疗作用。与手持药物设备相比，喷雾剂药物对认知及运动水平（手-呼吸协调性、运动灵巧性、手部力量）要求更低。在药物治疗中，应指导患者药物设备的正确使用方式，并进行随访调查，保障药效及患者的依从性。

（二）针对认知障碍的训练方法

若慢阻肺患者已经出现认知障碍，可通过以下三种认知训练模式进行认知训练。

1. 基本认知能力训练

基本认知能力训练（skills remediation）包括基本认知及日常生活能力训练，目的是开发患者现有的基本认知能力并加以训练，从而增强认知能力的运用技巧。基本认知能力包括感知和注意力、记忆力、语言能力、执行能力等，可通过计算机媒介或日常生活物品（卡牌、拼图、报纸等等）辅助训练这些基本认知能力。此外，认知活动刺激虽然不是正规的认知训练，但是能够减缓脑部退化的速度，如玩纸牌、下棋、打麻将、玩拼图游戏、玩智力游戏、玩拼字游戏、读报纸或书籍并思考相关的内容、写信、计算、说话，以及演讲等。患者经常参与需要较多认知功能的活动有助增强其认知能力，而且尽量参与有意义的活动也是非常重要的。

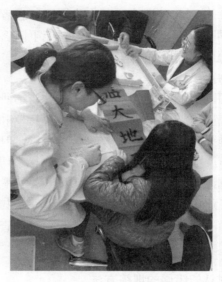

图 3 – 14　练书法及打麻将

基本认知能力训练最终要转移到做相似认知原理的日常生活活动，患者可在治疗师的帮助下学会自理能力技巧及使用适当的辅助装置，恢复日常生活功能，尽可能多地独立照顾自己。日常生活训练可以挖掘患者本身的潜能，通过不断的重复，进而使生活技能习惯化。

2. 认知功能技巧训练

认知功能技巧训练（functional strategy training），又称补偿技

巧训练，是指导患者使用改良内在的策略或外在的辅助装置去处理日常生活问题；目的是帮助患者找寻适当的方法或技巧，从而适应日常生活的要求。内在策略的目的是帮助患者更容易地提取线索、贮存数据，常用的方法有不断重复、图像法、分类法、联想法等等。

外在训练方法是利用或借助辅助装置去记忆或组织要做的事情。常用的辅助装置包括贴备忘纸条、口袋式笔记本、电子记事簿、录音机记下讯息、挂在大门上的备忘本、挂墙年历或月历记事、响闹手表或闹钟，或把东西放在一个显眼位置。也可在私人物品上贴上名字，万一遗失了也方便拾获者送还。当中尤以日记簿、日历、利用提示、时间表及利用活动时间指南最为有效，见表3-7。

表3-7 每日活动日程表

时间	活动	完成
早上 8：00	起床 洗脸 刷牙	
早上 8：30	在家吃早餐	
早上 9：15	做治疗训练	
中午 12：00	午餐	
下午 2：00	做治疗训练	
下午 4：00	看报纸	
下午 6：00	洗澡	
晚上 7：00	晚饭	
晚上 9：15	看电视	
晚上 12：00	睡觉	

3. 环境改良

环境改良（environmental modification）是指减少外在环境对

认知的要求，目的是改良环境从而配合患者现有的能力及技巧。方法是通过控制及改良已有的工作及家居环境、设施，或简化工作程序。这个方法较适合学习能力较弱患者。例如，在家中重要的地方贴上标签，把常用电器改为自动或定时型号，还应注意防范不安全因素。对于已经出现认知障碍的患者，家人应给予生活上的支持，但不应过分呵护。

4. 融入社会

认知康复的目的是通过有目的的活动、教导、辅助技巧及器材与环境配合，协助认知和感知障碍患者重获所需日常生活能力，从而使患者重新融入社会。患者可像往常一样参与力所能及的社交活动，如到酒楼饮茶、逛街、帮忙买东西、跟家人一起去银行、乘搭交通工具等，见图3-15。

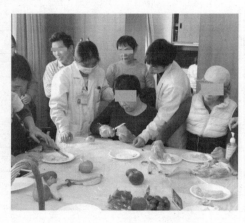

图3-15 小组活动——制作果盘

慢性阻塞性肺疾病是进行性发展的慢性呼吸系统疾病，可累及肺脏甚至全身，且随着慢阻肺病情的严重程度及患病时间的推移，认知功能损害会越来越严重。提高慢阻肺患者认知功能的关键在于积极防治原发病、延缓病情进展、预防并发症，从而提高患者的生活质量和满意度。长期氧疗、肺康复、远程医疗（慢阻肺宣教、应对技巧训练）、药物治疗及认知训练等对慢阻肺认知能力的防治具有积极的意义。

参 考 文 献

［1］ 李艳，温红侠，孙莉，等. 慢性阻塞性肺疾病患者认知功能障碍的研究进展［J］. 中华老年医学杂志，2017（7）：822 - 825. DOI：10. 3760/cma. j. issn. 0254 - 9026. 2017. 07. 028.

［2］ 孙彦，王水利. 慢性阻塞性肺疾病认知功能研究进展［J］. 医学综述，2010（3）：392 - 394.

［3］ 李新玲，吴振国，朱顾峰. 稳定期慢性阻塞性肺疾病患者的认知功能障碍研究［J］. 中国医药导报，2014（28）：39 - 42.

［4］ de Oliveira JC, de Carvalho Aguiar I, de Oliveira Beloto AC, et al. Clinical significance in COPD patients followed in a real practice［J］. Multidiscip Respir Med, 2013, 8（1）：43.

［5］ Ozyemisci - Taskiran O, Bozkurt SO, Kokturk N, et al. Is there any association between cognitive status and functional capacity during exacerbation of chronic obstructive pulmonary disease［J］. Chron Respir Dis, 2015, 12（3）：247 - 255.

［6］ Dodd JW, Charlton RA, van den Broek MD, et al. Cognitive dysfunction in patients hospitalized with acute exacerbation of COPD［J］. Chest, 2013, 144（4）：119 - 127. DOI：10. 1378/chest. 12 - 2099

［7］ Thakur N, Blanc PD, Julian L J, et al. COPD and cognitive impairment：the role of hypoxemia and oxygen therapy［J］. Int J Chron Obstruct Pulmon Dis, 2010（5）：263 - 269.

［8］ Omata N, Mumta T, Fujibayashi Y, et al. Hypoxic but not ischemic neurotoxicity of free radical revealed by dynamic changes in glucose metabolism of fresh rat brain slices on position autoradiography［J］. J Cereb Blood Flow Metab, 2000, 20（2）：350 - 358.

［9］ Antonelli - Incalzi R, Corsonello A, Trojano L, et al. Screening of cognitive impairment in chronic obstructive pulmonary disease［J］. Dement Geriatr Cogn Disord, 2007, 23（4）：264 - 270.

［10］ Block AJ, Castle JR, Keitt AS. Chronic oxygen therapy. Treatment of chronic obstructive pulmonary disease at sea level [J]. Chest, 1974, 65 (3): 279 – 288.

[11] Nocturnal Oxygen Therapy Trial Group. Continuous or nocturnal oxygen therapy in hypoxemic chronic obstructive lung disease: a clinical trial [J]. Ann Intern Med, 1980, 93 (3): 391 – 398.

[12] Heaton RK, Grant I, McSweeny A J, et al. Psychologic effects of continuous and nocturnal oxygen therapy in hypoxemic chronic obstructive pulmonary disease [J]. Arch Intern Med, 1983, 143 (10): 1941 – 1947.

[13] Hjalmarsen A, Waterloo K, Dahl A, et al. Effect of longterm oxygen therapy on cognitive and neurological dysfunction in chronic obstructive pulmonary disease [J]. Eur Neurol, 1999, 42 (1): 27 – 35.

[14] Pretto JJ, McDonald CF. Acute oxygen therapy does not improve cognitive and driving performance in hypoxaemic COPD [J]. Respirology, 2008, 13 (7): 1039 – 1044.

[15] Kozora E, Make BJ. Cognitive improvement following rehabilitation in patients with COPD [J]. Chest, 2000, 117 (5 Suppl 1): 249S [Abstract]

[16] Ouellette D R, Lavoie K L. Recognition, diagnosis, and treatment of cognitive and psychiatric disorders in patients with COPD [J]. Int J Chron Obstruct Pulmon Dis, 2017 (12): 639 – 650.

[17] 窦祖林. 作业治疗学 [M]. 2版. 北京: 人民卫生出版社, 2013.

[18] Villeneuve S, Pepin V, Rahayel S, et al. Mild cognitive impairment in moderate to severe COPD: a preliminary study [J]. Chest, 2012, 142 (6): 1516 – 1523.

[19] Campman C A, Sitskoorn M M. Better care for patients with COPD and cognitive impairment [J]. Lancet Respiratory Medicine, 2013, 1 (7): 504.

[20] Dodd J W, Charlton R A, Broek V D, et al. Cognitive dysfunction in patients hospitalized with acute exacerbation of COPD [J]. Chest, 2013, 144 (1): 119 – 127.

（温红梅　李鑫）

第八节　慢阻肺患者的运动管理

慢阻肺患者的运动是贯穿整个慢阻肺治疗过程的话题，也是慢阻肺治疗的重要措施，具有很大的临床价值。在本节中，我们将一起讨论有关运动管理的问题。

著名的物理学家爱因斯坦认为："运动给他带来了无穷的乐趣"。伟大的政治家毛泽东主席也强调："发展体育运动，增强人民体质。"

不同领域的伟人都强调运动的重要，其实，我们为什么要做运动呢？研究发现，运动有信息沟通的功能，有助于人们之间的情感沟通，可以满足心理需要，特别对老年人，还有延年益寿的作用。

一、运动的规律

1. 运动类型

（1）按照运动强度划分：轻度运动包括穿衣、做饭、买菜等；中度运动包括跑步、负重、走路等。

（2）按照运动方式划分：阻力运动，如握推、负重等；下肢耐力运动，如跑步机、功率自行车（适于腰痛、肥胖、关节炎患者）；上肢耐力运动，如摇臂运动、负重和弹力带。

2. 运动时间

运动持续时间一般为 $15 \sim 60\text{min}$，结合运动的目的、自己的能力和兴趣来确定。运动的时间太短达不到运动的效果，太长则会增加运动损伤的风险。对于不能坚持持续运动的人群如明显间歇性跛行、功能储备量很低、体质衰弱者，间歇运动是有益的。

3. 运动频度

一般为每周 $2 \sim 3$ 次，一次完善的运动可以维持效应的时间为 2 ～ 3 天；但对于慢阻肺患者，一般能耐受的是低强度运动，因此每周至少进行 3 次运动。运动是长期任务，可以认为终身需要运动，如果条件允许，可在一定的时间内评价运动的效果（评价运动对心肺功能的影响周期一般是 1－8 周）。

4. 最佳时段

现代运动生理学的研究表明，人体体力一般在傍晚达到最高峰。摄氧量的顶点一般在下午 6 时左右出现，心脏跳动和血压的调节在下午 5 ～ 6 时最好，嗅觉、触觉、视觉等在下午 5 ～ 7 时最为敏锐。人体在下午 4 ～ 7 时体内激素调整和酶的活性处于良好的状态，机体的适应能力和神经的敏感性也最好。因此，在傍晚时锻炼有助于提高机体对运动的耐受性。

5. 提高运动耐力

运动前最好将肺功能最大化，可通过在运动前吸入支气管扩张剂等使肺功能达到良好的状态；氧疗通气在提高运动强度和改善运动时所出现的呼吸困难等方面都是有益的；其他提高运动耐力的方法有呼吸肌训练、辅助神经肌肉电刺激、心理按摩等。其中，心理按摩是指在运动中想象自己的感觉是愉快的，有助于增加运动的愉悦感。

6. 合适的运动

很多老年朋友可能是运动爱好者，那么我们怎么知道自己的运动是否合适呢？老年朋友们在运动过程中应该注意"五戒"。一戒负重练习。因为老年人肌肉有所萎缩，机能明显减退，神经系统反应较慢，协调能力差，对刺激的反应时间延长，所以老年人的运动宜选择动作缓慢柔和、肌肉协调放松、全身得到锻炼的活动，如太极拳、步行、慢跑等。而肌肉负重及紧张的练习，由于肌肉局部负担重，对神经系统协调能力要求高，很容易由于一时负荷大引起肌肉、关节的损伤。二戒屏气使劲。屏气给血液物质循环造成一些不利的条件，加重心脏的负担。屏气时胸腔内压力骤然升高，血液回心不畅，心输出量减少，因而脑的血液供应也减少，故易头晕、目眩，严重者可发生昏厥；而屏气完毕时，大量心血骤然流出，会使心输出量骤增，血压上升，脑血供也猛然增加，易发生脑血管意外。因此老年人运动时一定要注意呼吸顺畅自然。三戒头部位置剧烈变换。如前俯后仰、侧倒旁弯、各种翻滚、头低脚高、倒立等，这些动作会使血液向头部流动，患有心脑血管疾病的老年人由于血管壁变硬，弹力差，一旦经受不住可发生血管破裂，造成脑溢血，重者危及生命。四戒激烈竞赛。一些比较激烈的运动对老年人也不适宜。一方面，由于老年人各器官功能下降，协调反应能力差，对于较激烈的竞赛不易适应，易发生运动损伤；另一方面，激烈的竞赛易使情绪过分激动，容易诱发意外。一些国家的老年人运动比赛都是娱乐性的，如日本老年妇女"娱乐排球"，在轻松愉快中锻炼健身。五戒急于求成。活动量过大或速度加快，往往是老年人发生意外损伤的原因。老年人由于生理功能降低，对体力负荷的适应能力较差，因而在运动时应有较长的适应阶段。30岁以上的人，年龄每增长10岁，对负荷运动的适应时间延长40%。因此锻炼时要循序渐进，对一定的运动或负荷运动适应后再慢慢增加活动量，切忌操之过急而使活动量负荷过大。

除此以外，如何科学地停止运动也是适当运动的重要组成部分。在这里我们要知道理想运动强度的概念。理想的运动强度是指既能产生预期的效果，又不会因为强度过高而产生临床症状、不适、疲惫和厌倦。根据感觉尽力程度评分表，我们可以容易地判断自己什么时间应该停止运动。以下为该评分表的内容：

1分：边看电视边吃棒棒糖；

2分：感觉很舒服，能保持这个速度一整天；

3分：感觉舒服，只是呼吸有点加快；

4分：有点出汗，但觉得很舒服，还能毫不费力地聊天；

5 分：勉强觉得舒服，出更多的汗，也还能轻松地说话；

6 分：还能说话，但呼吸急促；

7 分：能说话，但不想说，不停地洒汗；

8 分：只能咕噜几声来回答问题，在很短的一段时间里保持这个速度；

9 分：我快不行了；

10 分：死亡。

大多数情况下最好控制在 5 ～ 6 分的区间；如果在做间歇锻炼，则最高强度控制在 8 ～ 9 分区间，最低强度在 4 ～ 5 分区间。做长时间、低速运动时，应控制在 5 分或 5 分以下，就是最好控制在又出汗，又能说话的程度。

二、运动中的注意事项

1. 对于不同性格的人推荐不同的运动

外向型性格的人表现为心直口快、活泼开朗，善于交际、感情外露、待人热情、诚恳，适应环境的能力较强。推荐他们参加如高尔夫球、壁球、舞蹈等团体活动，棋类、游泳、太极拳、气功、长距离散步等运动。这些运动的特点是相对静止，需要长时间的耐心和恒心。参加这类运动可有效改善老年人易怒的性格，使他们变得更加的冷静沉着。太极拳动作柔韧、稳定、圆活、缓慢，特别适宜老年人和体弱有病的人练习。柔和的练习和肌肉的放松使人感到轻松、舒畅，可以使大脑皮层得到"放松"，忘却生活的烦恼，平和人们的心态，使人变得更加理智和沉着。内向型的性格表现为感情及思维活动倾向于内，感情比较深沉，待人接物小心谨慎，喜欢单独工作，喜爱思考。推荐这一类人参加交谊舞、迪斯科等积极向上的舞蹈活动及游泳、登山、滑雪等户外运动项目。在欢乐的气氛中，还可消除大脑的疲劳和心理的紧张，使全身感到轻松和协调。在一些体育集体项目中，与他人接触有助于促进老年人的人际交流，增进理解与友谊，改善他们孤独、悲观、忧郁的个性品质。门球是一项没有身体接触、对抗，注重个人竞技发挥的休闲运动项目，门球运动能使身体得到全面锻炼，有助于开发智力，延缓衰老。经常打门球可以使老年人更加开朗随和，使他们的生活更加丰富多彩。

2. 运动的宜与不宜

运动中应注意补充水分，但是补充量不宜过多。运动后不宜马上洗热水淋浴，否则易引起心脏、大脑供血不足，发生心、脑血管意外。不宜蹲坐休息，否则影响血液循环，加深机体疲劳。不能忽视整理活动，每次运动后，应适当地放松，如做徒手操、步行、按摩等，以消除肌肉的疲劳，快速恢复体力。不宜贪吃冷饮，否则易引起胃肠痉挛、腹泻、呕吐、诱发胃肠道疾病。不宜立即吃饭，否则易引起消化系统的紊乱和功能性失调。不宜吸烟，吸烟会加重胸闷、气喘、呼吸困难、头昏、乏力等。不宜骤降体温，骤降体温会打破正常的生理调节机能，使生理功能失调，易得感冒、腹泻、哮喘、风寒痹痛等疾病。

3. 需要家人的积极参与

对于能够自主活动的老人家，家人如果有时间不妨陪他们一起去运动，这样可以增加运动的安全性，增加老年朋友们的心理愉悦感，改善老年朋友忧郁的情感状态。

对于长期卧床的老人家，家人辅助运动尤为重要，这样可以维持各关节软组织的活动度，降低肌肉关节挛缩的可能，维持全身血液循环，避免深部静脉血栓，维持对动作的感觉。

那么，家人辅助运动应该注意些什么呢？

（1）每一关节的活动以病人不感觉痛或关节稍紧为宜，在最大正常角度范围内活动，防止受伤。

（2）以关节部位为运动单位，由身体的近端至远端，大关节至小关节，包括所有关节活动平面，每一平面动作做 10 次，每天重复2～3次。

（3）操作到最后范围时，需坚持10秒钟，勿来回振动。

有些情况不适宜做辅助运动：

（1）肌肉、肌腱、韧带急性损伤；

（2）未完全愈合骨折处的关节；

（3）刚接受完手术的肌肉、肌腱、韧带、关节与皮肤处；

（4）发生深静脉血栓的肢体。

常见的被动运动包括肩部运动、腿部运动、手臂运动、手部运动及足部运动（如图3－16所示）。这些要在医护人员的指导之下合理进行选择。

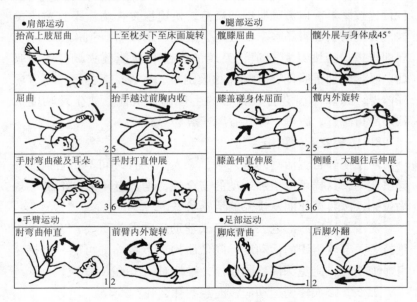

图3－16　常见的被动运动

三、运动伤病的产生及预防

（1）突发性心脏病的预防：如果运动过度，不循序渐进或锻炼过程中精神高度紧张，带有心事或负气锻炼，很容易出现胸闷、心悸，甚至诱发脑出血及心脏病，锻炼时要全身放松，从事轻微的体育锻炼。

（2）运动性头晕的预防：做好准备活动，运动量逐渐增加，不要运动过量及从事剧烈运动。运动后不要立即停下，要慢跑或走一段时间，并进行深呼吸，逐渐恢复平稳呼吸。贫血、神经衰弱、高血压、心脏病等患者，锻炼时更要适当。

（3）腰部、手、脚扭伤的预防：运动前做好准备活动，熟悉运动场地，运动量适中，达到锻炼目的即可，千万不能强迫自己。

（4）中暑的预防：不要在太阳过大或直射的地方从事体育锻炼；运动后全身出汗不要马上洗冷水澡。

（5）胃肠功能紊乱的预防：运动后不能大量喝水，否则会给消化、循环系统特别是心脏增加负荷。

（6）冻疮、感冒、咳嗽、发热、气管炎的预防：冬天注意保暖；运动出汗后，马上用干毛巾擦干，及时穿衣。

（7）肌肉痉挛的预防：加强锻炼，提高身体耐寒能力及耐力，避免运动过度及肌肉过度疲劳，运动前做好准备活动。

（8）运动相关腹痛的预防：饭后 1h 才能进行剧烈运动，不要在空腹状态下进行大量运动，做好准备活动，注意呼吸节律，循序渐进。

四、慢阻肺患者呼吸肌的专门训练（呼吸操）

呼吸操包括立式、坐式、卧式呼吸操。

1. 立式呼吸操

包括 9 个动作，每个动作重复 4 ～ 8 次：

（1）站立位，两脚分开与肩同宽，双手叉腰呼吸；

（2）一手搭同肩，一手平伸旋转上身，左右交替，旋呼复吸；

　　（3）双手放于肋缘吸气，压胸时呼气；

　　（4）双手叉腰，交替单腿抬高，抬吸复呼；

　　（5）做缩唇－腹式呼吸如图3－17所示；

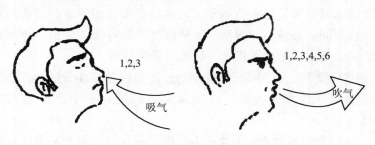

图3－17　缩唇呼吸

　　（6）双手搭肩，旋转上身，旋呼复吸；

　　（7）展臂吸气，抱胸呼气；

　　（8）双腿交替外展，展吸复呼；

　　（9）隆腹深吸气，弯腰缩腹呼气。

2．卧式呼吸操

包括4个动作，每个动作重复4～8次：

　　（1）双手握拳肘关节屈伸（屈吸伸呼）；

　　（2）两臂交替平伸（伸吸复呼）；

　　（3）双腿屈膝，双臂上举（展吸复呼）；

　　（4）缩唇或腹式呼吸，如图3－18所示。

3．坐式呼吸操

包括5个动作，每个动作重复4～8次：

　　（1）双手握拳，肘关节屈伸，屈吸伸呼；

　　（2）展臂吸气，抱胸呼气；

　　（3）双膝交替屈伸，伸吸屈呼；

　　（4）双手抱单膝时吸气，压胸时呼气；

（5）双手分别搭同侧肩，上身左右旋转，旋吸复呼。

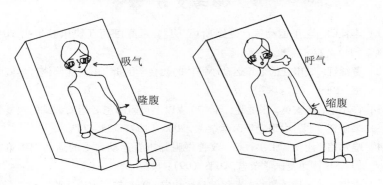

图 3 - 18 腹式呼吸

4. 呼吸操结合上肢训练

呼吸操结合上肢训练动作如图 3 - 19 所示。

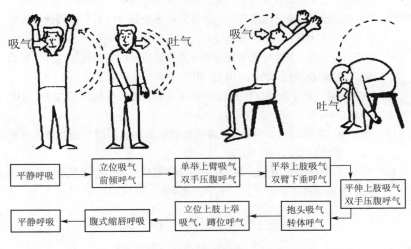

图 3 - 19 呼吸操结合上肢训练

运动可以提高运动耐力，改善呼吸困难情况，提高生活质量，改善精神面貌，提高日常生活能力及活力，提升有氧活动能力。

参 考 文 献

［1］ 李佳明. 老年运动家：爱因斯坦［J］. 家庭医药（快乐养生），2014（04）：27.

［2］ 曹继红. 城市社区老年运动小群体的社会学剖析［J］. 沈阳体育学院学报，1999（02）：8－9.

［3］ 许小毛，孙铁英，张洪胜，等. 70岁以上慢阻肺患者运动训练的康复效果研究［J］. 中华老年医学杂志，2006（10）：735－737.

［4］ 喻鹏铭，谢薇，张洪，等. 改善慢阻肺患者运动耐受的运动训练策略［J］. 中国康复医学杂志，2008（09）：856－859.

［5］ 米娜瓦尔·库吐鲁克. 老年健身运动中的心理按摩效应实验［J］. 石家庄职业技术学院学报，2007（04）：51－53.

［6］ 须晓东. 老年人运动处方的原理与设计［J］. 体育世界（学术版），2008（04）：59－60.

［7］ 王晓明. 老年运动5戒［J］. 家庭医药（快乐养生），2009（11）：38.

［8］ 刘香艳，徐燕. 慢阻肺患者的运动康复训练及氧疗［J］. 中国康复医学杂志，2011（08）：795－798.

［9］ 王晗云，刘丽. 个性对老年人运动方式选择影响的理论探索［J］. 和田师范专科学校学报，2010（01）：197－198.

［10］ 欧阳李静. 老年运动应该注意的事项［J］. 心血管病防治知识，2009（05）：43.

［11］ 杨小英，陈刚毅. 58例老年人常见体育锻炼伤病原因调查及防治分析［J］. 体育科技，2002（03）：31－33.

［12］ 周玉兰，刘枢晓，查云，等. 呼吸肌功能锻炼对慢阻肺康复期患者临床症状及肺功能的影响［J］. 中华护理杂志，2003（08）：27－29.

（李文娟）

第九节　慢阻肺患者的营养

一、概述

呼吸是需要骨骼肌和呼吸肌群配合运动来完成的，因此会受到营养不良的影响。呼吸肌主要由膈肌、肋间肌和腹肌组成，营养供给除了保证呼吸肌更新的营养物质需要外，还为呼吸肌的运动提供能量。营养不良导致呼吸肌萎缩和呼吸肌肌力减弱，并最终发展为呼吸肌群疲劳和呼吸肌衰竭。

在国内各大医院，住院患者存在营养不良的风险非常广泛。同样，营养不良发生率也较高，中重度营养不良发生率超过25％。这同发生的疾病本身有一定的关系，还同住院期间的营养供给有极大的关系。对出院患者的营养风险调查发现，出院患者营养风险更高，营养不良发生率也更高。改进患者的营养供给方案，提高患者的营养知识水平是目前医疗工作者非常迫切的工作之一。

COPD 患者存在较大的营养风险，约占 71.8％，其中 50％ ～ 60％ 会出现不同程度的营养不良。女性的风险更大于男性。COPD 合并营养不良因呼吸肌肌力下降、通气驱动不足和免疫功能受损等，造成的临床并发症主要是突发高碳酸血症性呼吸衰竭，呼吸困难，机械通气撤机困难，加重感染，特别是院内感染，病人可因全身代谢性和多器官功能衰竭而死亡。营养不良的 COPD 患者 5 年死亡率为 49％，较营养状况正常的 COPD 患者 25％ 的死亡率明显上升。

在对新入院患者营养风险筛查中，呼吸内科患者的营养不良风险发生率约 31％，其中 COPD 的老年患者更高。而以呼吸性疾病为主的重症监护室，营养不良风险发生率约97％。营养不良会加重 COPD 的呼吸困难的症状，而呼吸困难又导致进食困难和进食总量的减少，加重营养不良。

COPD 多发于老年患者。年龄增加，营养不良发生的风险也随之增加。因此，预防营养不良的发生，积极治疗营养不良，对于 COPD 患者本身疾病的治疗和健康生活极为重要。

二、营养不良导致呼吸功能受损的机制

1、营养不良对呼吸肌结构和功能的影响

营养不良可导致呼吸肌（尤其膈肌）萎缩和呼吸肌力减弱，并最终发展为呼吸肌疲劳和呼吸肌衰竭。呼吸肌功能损害导致组织缺氧致使食物营养物质转化为能量的功能受限，使呼吸功能的正常进行缺乏驱动力。矿物质的缺乏如低镁、低钾、低磷等也影响呼吸肌功能。

2、呼吸通气调节反射减弱

营养不良会引起患者中枢性（中枢神经驱动不足）和外周性（呼吸肌肌力不足）呼吸肌疲劳和衰竭，肺功能较差，对缺氧的反应能力下降，难以迅速调节呼吸以适应机体对氧的需求，导致缺氧和二氧化碳潴留的进一步加重。因此充足的能量和全面的营养支持对保持呼吸通气调节至关重要。

3、肺结构改变和肺组织更新障碍

营养不良会影响肺发育和肺功能的完善。低体重新生儿，在产后第 5 周与正常体重新生儿相比，肺功能较差，第一秒用力呼吸肺活量与出生时体重呈正相关。机体蛋白质和能量摄入不足导致肺抗氧化酶形成减少和对氧自由基抑制及清除作用减弱，加重有害物质对肺组织的损伤，动物实验也证实营养不良会导致肺组织损伤和肺组织修复功能减弱。

4、肺免疫防御功能下降

（1）抗氧化机制受损。

（2）表面活性物质分泌减少，易发生粘膜修复不良、肺萎缩、肺不张等，影响疾病预后。

（3）蛋白质合成下降导致肺泡、支气管上皮细胞再生障碍。

（4）蛋白质－能量营养不良者肺泡灌洗液中巨噬细胞吞噬功能减弱且数量减少，细菌清除能力下降，易感染。

三、营养不良的判定

既然营养不良可造成很多不好的后果，那么如何判断身体是否营养不良就显得尤为重要，因为只有准确掌握身体的健康状况，才能有的放矢地预防和治疗营养相关的不良表现。在临床上，我们有很多指标来判断营养不良及其程度，比如血液检验指标、免疫检查指标、皮下脂肪的测定、B超、CT等等。在这里，我们介绍两种常见、简单及无创伤的判断方法。

1. **身体质量指数**（body mass index，BMI）

$$BMI（kg/m^2）=体重（kg）/身高的平方（m^2）$$

BMI过低，COPD患者急性加重再入院频率增加，长期生存率降低。

BMI过高，逐渐上升的心血管疾病风险会使死亡率增高。

表3-8 BMI数值与营养状况

BMI数值	营养状况
BMI > 28	肥胖
24 < BMI < 27.9	超重
18.5 < BMI < 23.9	营养正常
BMI < 18.5	营养不良

2. **人体成分测定**

人体成分测量是利用生物电阻抗原理设计，以其客观、无创、准确等优势在临床检测中得到广泛应用。

人体成分分析用于机体营养状况的评价，可得到的指标有：机体细胞内液、细胞外液、体脂含量（见表3-9）、瘦体重（见表3-10）以及矿物质含量是否正常等。通过这些指标，我们可以判断身体是否出现营养不良，以及营养不良的程度，即轻、中或重度。

表 3-9 成年人身体脂肪百分比（%）

	偏瘦	正常	超重	肥胖
男性	<15	15～20	20～25	25～30
女性	<20	20～30	30～35	35～40

表 3-10 身体成分中瘦体重测定的意义

瘦体重损失（%）	并发症	死亡率（%）
10	免疫受损、感染增加	10
20	延迟愈合、虚弱、感染	20
30	太虚弱而无法坐立，发生压疮、肺炎、不愈合	50
40	死亡，常由感染引起	100

四、引起营养不良的病因

1. 进食食物总量不足

因呼吸不畅导致进食总量下降，一方面因为进食加重了呼吸困难的反应而不愿多进食；另一方面，呼吸困难致长期低氧血症或（和）高碳酸血症，常导致食欲下降和消化功能紊乱。

2. 机体能量消耗增加

呼吸困难造成呼吸运动加强，呼吸频率增加，这样自然使身体能量消耗明显增加。更加重了营养不良的风险。COPD 伴营养不良患者静息能量消耗较营养正常患者高出 20% ～ 30%。

3. 缺乏医学常识和对营养知识不了解

常常出现一些错误或者不完整的营养保健认识。比如饮食要七八成饱、出院后饮食要清淡和食物不足汤水来补等等。在实际生活中，多数人并不了解饮食七八成饱究竟应该是多少，也不理解饮食清淡的实际标准如何。盲目的饮食控制，只能增加营养不良的发生率。国内多家三甲医院营养调查数据显示，76% 患者住院后饮食更清淡，蛋白质等营养素摄入明显减少，88% 患者住院后会进行额外的营养补充，但大多均只补充单一的营养素，无法做到均衡营养。因此，盲目的限制饮食极易造成营养不良。

4. 药物影响

患者常用的药物（如皮质醇激素等）影响机体的代谢状态；茶碱类药物对胃肠道有刺激作用；抗菌素的长期使用易导致肠道菌群失调。这些药物均可能影响患者的营养状态。

五、慢阻肺患者的营养支持

1. 营养支持的目的

缓解期病人：改善呼吸肌肌力和运动耐力，使患者的体重接近理想体重，减少并发症的发生机会和减轻其程度。

急性发作期或伴呼吸衰竭病人：尽量维持良好的营养状态从而控制进行性的呼吸肌消耗，减轻负荷，恢复呼吸肌的功能。

2. 营养支持的时机

以尽早为原则，或在临床干预下重要器官、系统功能基本稳定时开始。

3. 营养支持的途径

胃肠道营养：当没有明显胃肠功能障碍时使用。

肠外营养：当肠内营养不能满足营养摄入量时使用。

4. 不同营养成分的差别

碳水化合物：肌纤维的动力物质是肌糖原，肌糖原的合成原料就是食物中碳水化合物。由于碳水化合物代谢过程中较脂肪和蛋白质产生更多的二氧化碳，因此碳水化合物的供给视肺功能情况而定。

（1）蛋白质：COPD 患者常出现蛋白质 – 能量营养不良，适当增加蛋白质摄入量可改善呼吸肌的收缩力，增加通气功能，降低体内二氧化碳含量。

（2）脂肪：脂肪可提供较高的能量，其呼吸商最低（代谢产生二氧化碳最少），较少增加呼吸负担。同时可提供必需脂肪酸和脂溶性维生素，对改善肺组织结构及免疫功能有益。

（3）矿物质：由于呼吸肌做功负担加重，能量消耗大，磷和镁的消耗增加，易发生低磷血症和低镁血症，磷是合成 ATP 的重要成分；低钙血症和低钾血症都影响膈肌的力量。

5. 慢阻肺患者日常的营养方案

（1）能量计算。

①标准体重（kg） = 身高（cm） – 105

②每日的总能量（kcal）[①] = 标准体重 × 25 – 35

（2）确定热量供给的分配比例。

①碳水化合物：提供的热能占总能量的 50% ～ 60% 为宜。

②脂肪：供能占总能量的 20% ～ 30%。

③蛋白质：供能占总能量的 15% ～ 20%。

COPD 患者易出现营养不良，主要原因是摄入不足和消耗过多，表现为多种营养成分均不足的状况。在补充时，首先考虑的是提高身体的整个营养水平，全面均衡地补充各种营养素；然后才是根据肺功能情况调整个别的营养素。

（3）平衡饮食。保证各类营养素的摄入，比例应合理。原则上食物的种类越多，发生营养素缺乏的机会就越少。

---

① cal 为非法定计量单位，1cal = 4.1868J。

选择易消化的食物，忌刺激性食物和易产气食物。

COPD 患者补充营养时，食物搭配很重要，这是均衡补充各类营养素的基础。应该做到：

①在一日三餐正餐中，尽量保持主食、肉类和蔬菜类都要同时配有；

②即使加餐也不要仅用主食类食物如粥、面点、面包蛋糕等，尽量多几种食物一起食用；

③有机会可以将早中晚餐的量平均分配，尤其注意蛋白质食物的平均分配，这样有助于身体蛋白质的合成。

在日常生活中，如果患者出现营养不良，我们最先实施的方法就是鼓励患者尽量多进食，增加食物总量。但是当食物总量达到一定的数量后，再要想增加就很困难了。下面以实际的食谱进行探讨。

例如，2000kcal 包括大米 350g，肉类 225g，豆乳类 220g，蔬菜 500g，油脂 18g。

从食谱来看，2000kcal 一天的热量，米饭就要达到 700g（约 1 斤 4 两饭，按 50g 米可煮出 100 ～ 120g 米饭计算），这对于大多数每餐只能吃一碗饭的人来说是根本做不到的。因此，高热量食谱在绝大多数情况下就是一个理论值，缺乏实际意义。更不用说同时还需要进食肉类、蔬菜和水果。

那对于需要补充营养的患者该怎么办呢？我们从航天员的饮食中得到提示：将固体食物加工处理制作成为液体食物，不但可以补充完全的营养成分，还能够很容易地达到足够的需要量。这类食物我们称之为营养素（液）。

营养素由人体所需要的全部营养成分组成，营养成分含量明确，便于使用。对于 COPD 患者来说有以下品种可选择：

（1）要素制剂。营养成分经过预消化处理，接近和达到吸收的状态，可以不经过消化直接吸收，营养成分含量齐全。

（2）全营养素。营养成分和含量均满足人体的需要量，需要经过正常的消化过程才能被人体吸收。

（3）COPD 患者专用营养素。在有明显呼吸困难、二氧化碳潴留时，可选择调整配方的营养素，此配方高脂肪、低碳水化合物比例，有助于减少体内代谢时二氧化碳的产生。

营养素（液）的使用可以有不同的方案。

（1）最常见的方法是将营养素作为食物进食总量不足的补充。每天的进食方式同平时一样，摄入不足时，在餐后（两餐之间）加用营养素来补充。

（2）严重时，可以使用营养素完全替代正常饮食。COPD 合并呼吸衰竭者，严格控制碳水化合物的摄入量；具有严重通气障碍和呼吸衰竭的患者可适当提高脂肪的摄入量；通过食谱的调整可以达到营养成分的比例要求，随着病情的改善再逐步调整。

营养素（液）的使用更便于控制营养成分的比例。

益非佳是专为肺部疾病病人设计的液态营养物质，具有高能量、高脂肪、低糖类的特点，临床应用后能明显减少患者 CO_2 的生成。其能量比例为：蛋白质 16.7%，脂肪 55.1%，糖类 28.2%，包括 24 种维生素和矿物质。可提供的热量为 1.5kcal/mL。可经口给予补充。使用量达到要求可完全满足患者的营养需要。

6. 营养支持的局限

（1）COPD 的病人常伴有消化道症状：腹胀、饱满、餐后呼吸困难等，影响营养供给。

（2）饮食后的氧化血红蛋白去饱和，因此，需要少量多次补充，过快、过饱进食容易导致呼吸困难的加重。

7. 呼吸与运动

呼吸是一种运动，因此要消耗能量。但是相对整个身体的能量消耗来说还是不高的，正常呼吸时，呼吸耗能仅占全身耗能的3%。因此，只有疾病（如 COPD 等）、营养不良才会加重呼吸的能量消耗。

剧烈运动时，呼吸耗能可升高 25 倍，但由于全身总耗能也增大 15 ～ 20 倍，所以呼吸耗能仍只占总耗能的 3% ～ 4%。

研究表明，一个成年人如果 5 周不活动，臀肌、大腿和小腿肌肉萎缩 2% ～ 12%，肌力下降 20% ～ 22%，且会造成一定程度的骨质疏松。健康人 5 周不运动肌肉尚且萎缩这么多，慢阻肺病人再下降这么多，恐怕走路都会变得困难。

一项小型研究对住院的 57 例慢阻肺患者预后进行了分析，结果显示，超重患者（身体质量指数［BMI］≥25 kg/m^2）的 5 年整体生存率是体重正常或体重不足患者的 2 倍多。纳入分析的患者在慢阻肺急性加重入院时，中位年龄是 70 岁，中位吸烟史是 30 包/年，第一秒用力呼气量（FEV1）的中位值是 41.6% 预测值。肌肉是必需氨基酸的最大身体储存库，而必需氨基酸可维持组织再生。运动是包括慢阻肺在内的慢性疾病生存率的强有力预测因子。

8. 结论

（1）由于 BMI 增加和慢阻肺生存率之间的相关性，临床医生可以建议患者增重。

（2）超重/肥胖患者可以更佳地保存肺功能、肌肉和运动能力，这些都是疾病死亡的重要预测因子。

（3）所有变量，而非脂肪堆积解释了为何超重和肥胖患者可以更明显地对抗死亡。

切记：日常营养补充，可以稳定呼吸肌功能；危重时的营养治疗，可以减少 CO_2 潴留；适当运动，可以改善心肺功能，增强肌力，提高身体对缺氧的耐受能力。

（卞华伟）

第十节　无创康复中心在慢阻肺治疗中的作用

慢性病目前尚没有明确的治愈手段，在人类数千种疾病中，真正能治愈的疾病为数不多，除了需要医疗水平的不断发展外，更需要慢性病患者学会正确对待，用坦然的心态配合专业的医务人员克服心理和生理的困惑，从而使自身症状最大可能地缓解，而不是病急乱投医或者自暴自弃。

慢性阻塞性肺疾病是一种临床上非常常见的慢性疾病，主要表现为患者的肺功能下降导致呼吸困难，活动后气促等，严重影响了患者的生活质量。很多患者也因此出现焦虑的心理状态，很多患者没有很好地正视疾病，迷信于一些偏方和所谓的特效药，不仅疾病没有得到缓解，反而对身体产生了很多副作用，既浪费了大量的金钱，也加重了对身体的损害。但是很多患者就算严格地按照正规医院专家的指导用药，症状为何依旧不能很好地改善呢？这就需要我们一起来了解慢阻肺的发生原理。

慢阻肺是气道出现不可逆的狭窄，导致了病人呼吸困难。既然是不可逆，也就意味着单纯的药物并不能完全解决气道狭窄的问题。那是不是意味着药物没有作用呢？医学界一直都在关注着慢阻肺的问题，每年都有一个更新的全球倡议。2018 年的慢阻肺全球倡议（GOLD）明确提出，两种支气管扩张剂的联合使用，对改善患者的疾病和延缓疾病的进展有一定的作用。目前舒利迭、信必可以及思立华等药物依旧是治疗慢阻肺常用的药物，而且对延缓疾病的进展有着极大的帮助。然而，对于已经形成的重度阻塞性气道狭窄患者，目前并没有很好的解决途径，但医学上有很多方式可以帮助患者得到一定程度上的改善。最常见的例子就是近视，近视就是一个目前还没有有效办法根治的疾病，但通过注意用眼卫生等却能有效地防止近视的加深，严格来说，这些手段不是治疗，而是医学上的一种辅助行为。这样的例子在医学上非常常见，比如失聪的人使用助听器、肢体残疾的人使用假肢等等。对于慢阻肺，我们能否给予行之有效的辅助手段加上合理的药物使用，既能让患者解决目前存在的气促活动受限等症状，又能通过药物减缓疾病的进展呢？

人体的呼吸是一个主动的耗氧耗能运动，人的生命中最"辛苦"的肌肉就是心肌和呼吸肌，从生命诞生到结束，没有一秒钟能得到休息。而慢阻肺患者，由于气道的狭窄，导致不管是吸气还是呼气都要比正常人消耗更多的能量和氧气，久而久之，参与呼吸活动的肌肉（呼吸肌）就会出现日渐严重的疲劳，无法完成气体的正常呼出，导致每次呼气后残留在肺里的气体（残气量）增加，胸廓渐渐比正常人更加饱满，形成医学上的"桶状胸"。形成桶状胸后，患者在呼吸的时候，呼吸肌除了要克服气道阻塞的阻力外，更需要克服桶状胸引起的极高的张力，阻力与张力加重了呼吸肌肉的疲劳状态。慢阻肺患者的活动受限，与中风瘫痪等患者的活动受限有着性质的不同，主要是慢阻肺患者活动后需要机体付出更多的呼吸功，而他们缺乏足够的储备功能，无法满足活动后的机体需求，导致患者活动受限。换言之，呼吸肌肉的疲劳是导致患者呼吸困难、活动受限的主要原因。因此，在气道阻塞不能完全改善的情况下，减轻呼吸肌肉的疲劳是缓解慢阻肺患者症状的关键。

无创呼吸机对于缓解呼吸肌肉疲劳有着独特而明显的效果，通过适当的正压通气减少了患者呼吸所消耗的能量，使呼吸肌肉得到适当的休息。

广东药科大学附属第一医院在 2012 年成立无创康复中心，在全国率先提出"助＋治"的模式。六年来，许多慢阻肺患者病情得到明显改善。临床上我们欣喜地发现：坚持使用无创呼吸机治疗，可以使患者生活质量明显改善，急性发作次数明显减少，病人每月花钱吃药也减少了，死亡率比不使用无创呼吸机的患者明显下降。

慢阻肺目前并没有办法治愈，但是，在坚持按照指南使用药物的同时，加以无创呼吸机辅助，可减轻呼吸肌肉的疲劳状态，是目前行之有效的方法之一。

作为患者，要正视疾病，适当参加一些户外活动，多与病友交流心得。中山大学第三附属医院周宇麒教授团队建立的"慢阻肺之家"，通过不断的努力和坚持，给予了患者很多的帮助，提升了他们正视疾病和战胜疾病的信心。除此以外，适当的有氧运动和呼吸操等对疾病的恢复也是很有帮助的，通过无创呼吸机的治疗可以在一定程度改善呼吸肌的疲劳状况。

无创呼吸机的种类很多，作为患者，应该更多地咨询专业医师，寻找适合自身的无创呼吸机进行持之以恒的辅助治疗。

（谭 杰）

第四章 慢阻肺与其他疾病

第一节 阻塞性睡眠呼吸暂停低通气综合征

一、定义

阻塞性睡眠呼吸暂停低通气综合征（obstructive sleep apnea-hypopnea syndrome，OSAHS）是一种严重危害人类健康的慢性睡眠呼吸疾病，患者通常伴有打鼾、睡眠结构紊乱，频繁发生血氧饱和度下降、白天嗜睡、注意力下降等症状。其特点是睡眠时上气道反复塌陷、阻塞引起的呼吸暂停和低通气，可直接导致睡眠结构紊乱、低氧血症、高碳酸血症、胸腔压力的显著变化以及交感神经活动增加。总体而言，OSAHS 可对机体产生复杂且广泛的影响，导致多系统多器官多功能的损伤，是一种需要引起重视的睡眠呼吸常见疾病。

OSAHS 的概念：

（1）低通气：指睡眠状态下呼吸气流下降约50%以上，持续10s 以上，并且伴有4%以上的血氧饱和度下降或微觉醒。

（2）睡眠低氧血症：指睡眠状态下，由于呼吸暂停和（或）低通气等原因引起的血氧饱和度低于90%的状态。

（3）呼吸暂停：指睡眠状态下呼吸气流消失达10s 以上，其中呼吸气流消失的同时胸腹运动也消失，定义为微中枢性呼吸暂停；而呼吸运动存在，仅气流停止则为阻塞性呼吸暂停，二者兼有为混合型呼吸暂停。

二、病理生理特点

OSAHS 主要表现为呼吸系统、心血管系统、血液系统、神经系统、内分泌系统的病理变化。睡眠时咽壁软组织的被动塌陷，导致上呼吸道的阻塞症状或呼吸暂停，持续较久或反复发作的呼吸暂停导致的低氧血症和高碳酸血症是全身多系统病理生理变化的主要原因。

1、呼吸系统

主要表现为动脉血氧分压下降，血二氧化碳分压上升，pH下降。呼吸暂停可引起呼吸性酸中毒，导致患者出现发绀、气促、烦躁不安甚至呼吸骤停等症状。

2、心血管系统

呼吸暂停时，低氧可使交感神经兴奋，中心静脉血液回流增加，小动脉收缩，心输出量增多，引起肺循环和体循环压力上升，产生肺动脉甚至全身动脉压力周期性升高，从而可导致原发性高血压及肺源性心脏病。在睡眠期间，若发生心脏停搏，即可导致突然死亡。心律失常是睡眠过程发生猝死的主要原因。

3、血液系统

血氧过低可刺激肾脏分泌红细胞生成素，循环血中红细胞增加，引起继发性红细胞增多症，导致血液粘度增加，外周阻力增大，影响血流速度与循环功能。由于中枢神经系统的循环障碍，可出现一系列相关症状。

三、发病机制

OSAHS 的发病源于睡眠时上呼吸道神经肌肉反射明显减弱导致阻塞，从而引起反复慢性间歇性低氧、二氧化碳潴留，进而导致神经调节功能失衡、内分泌功能紊乱、血液动力学改变及微循环异常等，最终导致多系统器官功能损害。

四、危险因素

（1）上气道解剖异常：如鼻腔阻塞、扁桃体肥大、悬雍垂过长、下颌后缩等。

（2）年龄与性别：随着年龄增加，OSAHS 的发病也上升，可能与咽部周围脂肪及上气道阻力增加有关系。男性较女性多发OSAHS，可能与荷尔蒙、颅面部形态差异、脂肪分布等有关。

（3）肥胖：是最常见的病因，可导致上呼吸道塌陷。

（4）绝经期：可能与绝经后体内激素改变影响脂肪的重新分布有关。

（5）大量饮酒或长期吸烟。

五、临床表现

1. 症状
（1）打鼾：打鼾是 OASHS 最常见的临床表现，约有95％的患者有打鼾的症状。

（2）夜间觉醒与白天嗜睡：夜间觉醒与睡眠呼吸暂停和机体缺氧有关，而嗜睡是最常见的白天症状。

（3）其他：头晕、晨起头痛、夜间失眠、乏力、多梦、遗尿等。

2. 体征
主要表现为上气道狭窄：鼻腔、鼻咽部、口咽腔、喉咽狭窄；上下颌骨发育畸形。

六、并发症

OSAHS 通过慢性间歇性缺氧，交感神经系统的激活，改变胸腔内压力等机制，导致代谢系统紊乱和心血管系统疾病，如糖尿

病、高血压病、冠心病、心律失常、中风等。同时由于 OSAHS
患者夜间睡眠差，可导致白天乏力头晕，从而导致认知功能障碍
和增加了交通事故发生的风险。

七、诊断

（1）症状：睡眠打鼾、白天嗜睡、反复呼吸暂停等。
（2）体征：上气道狭窄。
（3）多导联睡眠图（PSG）监测患者呼吸暂停低通气指数
（AHI）及夜间最低血氧饱和度（SaO_2），并对疾病程度进行分
级：轻度 AHI 5 ~ 20 次/小时，夜间最低 SaO_2 85% ~ 89%；中
度 AHI 21 ~ 40 次/小时，夜间最低 SaO_2 80% ~ 84%；重度 AHI
>40 次/小时，夜间最低 SaO_2 <84%。

八、治疗

（1）保守治疗。对
于合并高血压、冠心病
等一般情况较差或年龄
较大的患者，可优先考
虑保守治疗。例如，调
整睡眠姿势（侧卧位）、
减少酒精摄入、加强运
动、减肥等；持续气道
正压（CPAP）是目前

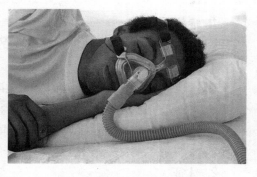

OSAHS 患者接受持续气道正压治疗

最有效、最安全治疗 OSAHS 的保守方法，而药物治疗因副作用
大在临床上的应用受限。近年来，口腔矫正器、鼻用止鼾器等也
开始投入应用，效果仍需考量。
（2）非保守治疗，即手术治疗。去除上呼吸道多余组织，矫
正畸形，改善上呼吸道狭窄状态从而提高通气，缓解 OSAHS 症

状。常见术式有鼻中隔偏曲矫正术、扁桃体切除术、腭咽成型术、颏成型术等。

参 考 文 献

［1］中华医学会呼吸病学分会睡眠呼吸障碍学组. 阻塞性睡眠呼吸暂停低通气综合征诊疗指南（2011 年修改版）［J］. 中华结核和呼吸杂志，2012，35（1）：9－12.

［2］黄选兆，汪吉宝，孔维佳. 实用耳鼻咽喉头颈外科学［M］. 2 版. 北京：人民卫生出版社，2007，375－380.

［3］Zamarron C. Association of chronic obstructive pulmonary disease and obstructive sleep apnea consequences［J］. Int J Chron Obstruct Pulmon Dis，2008，3（4）：671－682.

［4］Edwards B. Aging and Sleep：Physiology and Pathophysiology［J］. Seminars in Respiratory and Critical Care Medicine，2010，31（5）：618－633.

［5］Garcia JM. Weight and metabolic effects of CPAP in obstructive sleep apnea patients with obesity［J］Respiratory research，2011，12（1）：80.

（王玮豪　杨钦泰）

第二节 阻塞性睡眠呼吸暂停低通气综合征与2型糖尿病

一、阻塞性睡眠呼吸暂停综合征与2型糖尿病的关系

睡眠呼吸暂停综合征（SAS）是指患者在睡眠的过程中，出现呼吸暂停，并反复发作，发作次数在 30 次以上，或者呼吸暂停通气指数在 5 次/h 以上，并伴有嗜睡等症状。SAS 可分为 CSAS（中枢型）、MSAS（混合型）以及 OSAS（阻塞性），其中，OSAS 多发于肥胖患者及老年患者。2 型糖尿病是慢性疾病，发病率高，诱发因素多，与患者的年龄、肥胖、饮食等密切相关。国内外大量研究显示，OSAS 与 2 型糖尿病常同时存在，两者存在相关性。以下是国内外 OSAS 与 2 型糖尿病关联性的最新研究进展。

1. OSAS 合并2型糖尿病的流行病学研究概况

目前认为 OSAS 是多种系统性疾病的独立危险因素，在高血压、冠心病等疾病的发生和发展过程中起重要作用。研究资料显示，全球成年人群 OSAS 患病率为 2% ～ 4%，中国成年人患病率为 4%。多项流行病学调查均证实，患 OSAS 人群中 2 型糖尿病患病率升高，但对于 OSAS 是否与 2 型糖尿病独立相关，存在一定争议。有观点认为，OSAS 与 2 型糖尿病的相关性完全取决于体重指数。Mahmood 等进行了一项 1008 例的调查，发现 OSAS 组中糖尿病患病率为 30.1%，非 OSAS 组中为 18.6%，OSAS 并不是 2 型糖尿病发病的独立危险因素。而美国 "Wisconsin Sleep Cohort" 研究对 978 名受试者随访 4 年，结果显示 OSAS 是 2 型糖尿病发病的一个危险因素，但是对年龄、性别及腰围进行调整后，

相关性却并不显著。Botros 等人对 1233 例 OSAS 患者进行序贯病例队列观察研究，并对 544 例无糖尿病的患者进行睡眠监测，观察终点为伴随出现的糖尿病，结果发现，OSAS 严重程度的增加与糖尿病发病风险增加相关。在调整年龄、性别、种族、基础空腹血糖、体重指数和体重改变后，OSAS 与 2 型糖尿病发病之间仍独立相关。

2. OSAS 与 2 型糖尿病相互影响机制

OSAS 与 2 型糖尿病间互为影响，目前 OSAS 诱发或加重 2 型糖尿病的机制尚未完全清楚，主要认为 OSAS 引起的高胰岛素血症和胰岛素抵抗（insulin resistance，IR）是诱发或加重 2 型糖尿病发生、发展的关键因素。可能的机制包括：

（1）OSAS 患者长期处于低氧状态，使糖的无氧酵解增加，部分丙酮酸未经氧化而还原成乳酸，经肝脏转化成糖，使血糖升高；胰岛素对受体的亲和力下降，从而产生 IR，出现高胰岛素血症；影响机体其他内分泌激素，如高泌乳素血症，可降低外周组织对胰岛素的敏感性，诱发高胰岛素血症和 IR；夜间交感神经和下丘脑－垂体－肾上腺轴兴奋性增高使机体释放较多的儿茶酚胺，过度分泌的儿茶酚胺可通过糖原分解、糖异生及胰高血糖素作用等途径导致 IR，引起糖耐量异常。

（2）OSAS 的睡眠片段化可激活交感神经－肾上腺轴的短期效应，通过降低外周组织对胰岛素的敏感性，抑制胰腺分泌胰岛素，增加肝脏葡萄糖的输出，增强了 IR。除此之外，OSAS 患者长期缺氧，内分泌失调，脂质代谢紊乱，刺激食欲，又因睡眠质量下降，白天嗜睡，活动减少，消耗又降低，脂肪剩余，形成恶性循环，最终导致体重进一步增加。过度的脂肪积累导致脂肪因子分泌紊乱，引起 IR，换言之，肥胖是 OSAS 导致 2 型糖尿病的另一机制。OSAS 影响 2 型糖尿病并发症也可能与其氧化应激有关，但关于该方面研究尚不成熟。

3. 2 型糖尿病诱发或加重 OSAS 的可能机制

目前大多数学者认为肥胖为 2 型糖尿病诱发或加重 OSAS 的主要机制之一。肥胖首先可引起过多脂肪在上颌、咽周及上气道后壁堆积,使上气道狭窄塌陷;其次,引起胸腹部内脏脂肪过多积聚,腹内压增加,推挤横膈向头侧移位,胸壁和肺实质顺应性显著降低,尤以夜间仰卧位时更为明显,会导致肺容积减小,特别是功能残气量减少,造成吸气时下呼吸道对气管和上气道的纵向牵拉作用减弱,间接增加了咽壁顺应性,从而使睡眠期间易产生气道阻塞;再者,脂肪组织过度积累导致脂肪因子分泌紊乱,包括瘦素、脂联素、抵抗素、TNF – α、IL – 6 等,而有研究表明,它们均参与 OSAS 的病理过程。

二、OSAS 与 2 型糖尿病并存的治疗措施

1. 减肥

由于肥胖常被视为并发 2 型糖尿病及 OSAS 的根源,目前认为减轻体重对于 OSAS 以及 2 型糖尿病均有改善,但生活干预或药物减重效果常常不明显,手术治疗更为有效且较为安全。目前有研究指出,手术治疗后糖尿病可很快改善,但 OSAS 并没有完全缓解,其机制仍需进一步研究。

2. 控制血糖

血糖控制对于 OSAS 患者呼吸系统影响的报道少见。但采用强化降糖治疗 OSAS 合并 2 型糖尿病患者,发现呼吸暂停及紊乱指数得到改善,尤其对于体重较重的患者改善更为明显。可能是因为高糖毒性改善阻断了两种疾病相互影响的途径,进而呼吸功能也得到改善。这项研究为探索两种疾病之间的发病机制及治疗手段提示了新的思路,但仍需更多研究支持。

3. 持续气道正压通气 (Continuous Positive airway Pressure,CPAP)

CPAP 是治疗 OSAS 的一种有效手段,主要是针对中 – 重度

OSAS 患病人群。国内外许多学者展开了大量有关 OSAS 合并 2 型糖尿病（OWD）CPAP 治疗的疗效观察研究，发现 CPAP 治疗不仅可以改善患者睡眠呼吸情况，降低机体炎性反应，还能降低平均血糖水平、胰岛素抵抗指数。

4. 预防与宣传

建议立即采取措施使相关医务人员和糖尿病患者了解 OSAS 和 2 型糖尿病的基本知识、临床检测技术和相关治疗措施。卫生政策制定者和普通群众也要认识到 OSAS 给个人和社会带来的经济负担及其社会危害。大量研究结果表明，超重和肥胖是引起和加重 OSAS 的主要独立危险因素，同时肥胖也是 2 型糖尿病的主要危险因素，因此对于易感人群必须努力控制体重。控制体重的主要措施是实行合理膳食，提倡体育锻炼。减轻体重（通过饮食、运动或手术）可以降低呼吸暂停指数，减轻体重对超重或肥胖患者是重要的治疗方法之一。体重减轻后 OSAS 患者症状减轻，社会互动、认知、工作表现均有改善，意外事故减少和勃起功能障碍减轻。另外，日间疲劳感减轻可增加体力、改善糖代谢并维持体重。此外，早期有效治疗扁桃体炎、咽炎、校正小颌畸形、下颌后缩，并积极治疗鼻中隔偏曲、鼻甲肥大，对于预防 OSAS 也具有重要作用。

总之，2 型糖尿病与 OSAS 不仅在发病机制上存在关联，而且在疾病进展过程中相互影响，对全身各系统尤其是心、脑血管危害严重。由于两种疾病分属不同专科，更需要不同专业医务工作者加深认识，共同协作，在流行病学、发病机制及干预手段方面做更多的临床及研究工作。

（赵海燕）

第三节　慢性阻塞性肺疾病合并肺结核

一、慢性阻塞性肺疾病与肺结核

慢性阻塞性肺疾病（COPD）和肺结核都是呼吸系统常见病、多发病。随着经济的发展，COPD 病程迁延，发病率不降反升；肺结核作为一种严重影响人类健康的慢性传染性疾病，近年来复燃趋势不减，肺结核新发病例数高居不下。据估计，全球有 20 亿人感染了结核菌，我国拥有近 5.5 亿结核感染人群，每年新发生肺结核患者约 100 万例，是居世界第 3 位的结核病高负担国家，结核病新发患者数量仅次于印度与印尼。同时，COPD 是全世界范围内发病率和死亡率最高的疾病之一，COPD 的患病率正在世界范围内不断增加。目前，中国慢性阻塞性肺疾病（COPD）患病率为 10% 以上，以此估算，全国有 1 亿 COPD 患者，其中 43% 活动受限。此外，国内 COPD 早期诊断率很低，只有 35.1% 获得诊断。被诊断出来的 COPD 患者中超过 60% 为中、重度。到目前为止没有一种治疗能够改善 COPD 的病程，可以有效延长寿命。

二、COPD 与结核病的关系

近年来，人们逐渐认识到 COPD 绝不仅仅是一种慢性肺部疾病，也是一种造成全身多种器官损害的全身性疾病，COPD 经常与其他疾病并存，显著影响预后。一些合并症可以独立于 COPD 而发生，而另一些合并症与 COPD 相关，或者是由于共同的危险因素，或者是一种疾病增加了另一种疾病的风险，合并症的风险会随着 COPD 的加重而增加。具有与 COPD 症状相似的合并症容易被忽视，如肺结核（咳嗽，咳痰、气短）。合并症可发生于任何程度的 COPD 患者中，而且鉴别诊断非常困难。COPD 和肺结核互为对方的高危因素，两种疾病并存即慢性阻塞性肺疾病合并肺结核（COPD－PTB），可互相影响和诱导、加重肺部功能损害，导致发病率、病死率较高。COPD 是一种具有破坏性的肺疾病，气流受限的肺功能受损是肺结核和 COPD 患者的共同特征，肺结核患者出现的肺功能紊乱，以阻塞性通气功能障碍最为常见。另外，既往或活动性肺结核以及肺纤维化都会加重原 COPD 患者肺部的炎症反应和肺组织的损伤，是 COPD 急性加重的重要感染因素。而 COPD 患者气流受限导致的呼吸困难对肺结核的转归起到重要的作用，COPD 患者发生肺结核的几率是普通人的 3 倍。由于 COPD 患者免疫抑制更为严重及肺部结构损害较容易激活结核分枝杆菌，因此肺结核合并 COPD 已成为中老年常见病和多发病。同时由于国内老龄化加剧，慢阻肺病人较差的体质易感染结核菌，故近些年，肺结核合并 COPD 的发病率逐年递增。对于 COPD 而言，肺结核是为 COPD 的危险因素之一（其他三种因素分别是香烟暴露、生物燃料暴露、职业暴露）。肺结核不仅是一个危险因素，而且是一个预后因素，特别是在中国这样的结核病高发地区，老年 COPD 合并肺结核感染的发病率随之上升。结核病既是 COPD 的鉴别诊断指标之一，又是其潜在的合并症，临床医生与患者应该认识到肺结核患者个体发生 COPD 的危险性，临床上应该更加注意肺结核患者是否伴有隐匿性 COPD。虽然通过控制结核病流行、早期结核病诊断、及时实施合理的抗结核治疗，部分 COPD 患者有可能得到预防。但由于发病机制上的重叠情况存在，以致两病并存时相互促进而加速病情不断恶化，漏诊、误诊率高，治疗效果较差，严重威胁患者的生命，造成沉重的社会经济负担。在 COPD 患者确诊合并肺结核后的一年当中，会出现双重增加的死亡风险；其极高的人群致残率和病死率，已成为全世界关注的重大公共卫生问题。

结核病是由结核分枝杆菌引起的慢性传染病，可以发生在身体的任何部位，最常见发生在肺部，称为肺结核。肺结核是《中华人民共和国传染病防治法》规定的乙类传染病。

　　肺结核的常见症状有咳嗽、咳痰，痰中带血，午后低热、盗汗、食欲不振、疲乏和消瘦。因此，一旦有咳嗽、咳痰2周以上，一般抗炎对症治疗无效时应警惕肺结核的可能，及早进行胸片等检查明确诊断。另外，有的病人没有症状，仅在每年定期体检时才被发现。

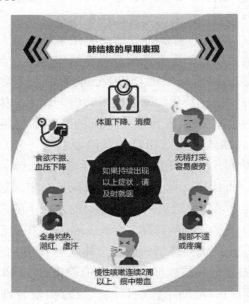

　　肺结核如果不及时治疗，肺部病灶会不断扩大，从而影响患者的健康，严重时会危及生命；同时还有可能传染家人和周围的人；如果没有按疗程完成正规治疗，极有可能转化为难治性的耐药结核病。

　　肺结核的传播主要通过空气传染。患者咳嗽、咳痰、打喷嚏、大声说话时把带有结核分枝杆菌的飞沫播散到空气中，被人们吸入体内就可能感染。但是，一般人感染结核菌后不会发病，只有身体抵抗力低的时候才会发病，感染结核菌的人群一生中发生结核病的概率约为 10%。感染结核菌但不发病的人不会传染他人。易感场所与人群分别是人群密集区域、机体抵抗力低下的老人与小孩。

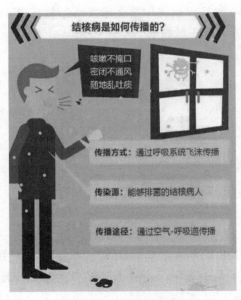

预防肺结核传染家人及朋友措施是隔离。理想而言要有单独的卧室，光线充足、通风良好；房间每天或隔天一次紫外线灯照射消毒，每次 2 小时，避免大声谈笑、咳嗽、打喷嚏、随地吐痰的不良行为。患者有关的食具、衣物可通过 10 ~ 15min 的煮沸消毒或太阳下暴晒，以达到杀灭结核菌的目的。

三、COPD 合并肺结核的发生发展危险因素

1. 吸烟

吸烟是导致慢性肺部炎症的重要危险因素，COPD 急性加重

患者的既往肺结核病史和活动性肺结核的存在，使得吸烟、肺结核、COPD 三者之间产生联系，可以相互促进协同发展。

多项大型研究均证实，吸烟可增加结核病死亡的风险，有吸烟史者因结核病死亡的风险为不吸烟者的 4.5 倍。

根据目前的吸烟趋势和结核病流行趋势，有学者预测：从 2010 年到 2050 年，吸烟将导致全球新增结核病例 1800 万，同时将导致 4000 万人死于结核病。

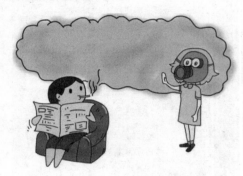

2. 年龄

年龄是 COPD 的独立危险因素，亦是肺结核的高危因素。COPD 患者多半是中老年人，我国肺结核的患病率随着年龄的增加而增高，75 ～ 79 岁达到高峰，与年龄相关的免疫衰老导致肺结核潜伏感染暴发，也易被延误诊断。在流行病学上肺结核与 COPD 的易发人群的重叠，因此老年男性 COPD 合并肺结核更为常见。

3. 性别

COPD 合并肺结核以男性多见，在世界范围内，男性吸烟人数较女性明显多，长期大量吸烟会导致气道慢性炎症、气道表面纤毛倒伏、支气管粘膜清除异物能力下降；且男性患者大多就医意识薄弱，治疗依从性差，易中途终止，导致延迟诊治，抗感染及抗结核治疗不彻底，病情反复急性发作并进展。

4. 身体质量指数

较低的身体质量指数是肺结核急性加重与 COPD 病程发展的共同危险因素，同时保护性免疫在肺结核合并 COPD 患者体内没有增强，而免疫功能损害程度较肺结核患者和 COPD 患者更为严重；潜伏结核感染的 COPD 患者发展成活动性结核的风险明显升高。肺结核患者主要是细胞免疫受损；而肺结核合并慢性阻塞性肺疾病患者的细胞免疫和体液免疫功能均下降，免疫功能受损程度较单纯肺结核患者更严重

5. 空气污染

大气、工作环境污染及室内污染均是呼吸道疾病的高危因素，长期接触职业粉尘的人群，其肺结核、COPD 的发病率较常人偏高。

长期吸入糖皮质激素的 COPD 患者发生肺结核的风险是普通人的 4 倍，即使患者停用了糖皮质激素一年后，再次高剂量吸入也会成为肺结核的危险因素；吸入激素会使 COPD 合并陈旧性肺结核患者再次患肺结核的风险显著增加。同时罹患活动性结核病的 COPD 患者，与罹患肺结核的一般人群对比，在诊断结核病后的 1 年内，死于各种病因的风险增加 2 倍。

四、COPD 合并肺结核的诊断与治疗

（一）临床表现

COPD 患者新发肺结核或体内旧的结核灶复燃再次感染时，其发热、盗汗、乏力等结核中毒症状往往不典型，甚至缺如，通常多是表现为咳嗽、咳痰、喘息等呼吸道的症状加重；有些患者即使出现了以上的症状，通常也会被误诊为 COPD 急性加重期，而忽视肺结核的存在，且随着氟喹诺酮类、头孢类等二线抗结核类抗生素、解痉、平喘、抗炎等药物的使用，患者症状往往得到

暂时的缓解，从而进一步被临床医师所忽视。

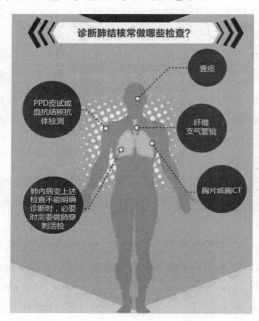

（二）影像学表现

COPD 合并肺结核患者双肺均可出现结核灶，但多以中下肺感染为主，表现多不典型：斑片状、块状、网格状，甚至是双肺不均匀分布的粟粒影，使得 COPD 合并肺结核时很难与其他肺部感染相鉴别。虽然两者都多见两叶及两叶以上的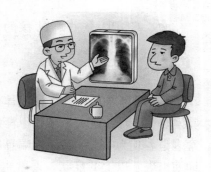肺部受累，但与 COPD 患者继发的其他肺部感染相比，COPD 合并肺结核病患者较少累及下叶基底段，较易出现肺部多形态病灶、胸腔积液及胸膜改变、肺部空洞、膈面粘连及钙化灶。

此类患者缺乏特异性临床表现；咳嗽、咯痰、呼吸困难及消瘦、疲乏等肺结核活动期症状与 AECOPD 的临床指标相似；肺部影像学不典型、痰菌培养阳性率低，给其早期的诊断和治疗带来了极大的困难，因此，慢性阻塞性肺疾病合并肺结核病患者诊断与治疗上仍然存在许多困难。痰菌转阴率低，治愈率低，不良反应多，病死率高。患者依从性差，经常间断用药，甚至中断用药，均会造成治疗失败。所以对于长期患有慢性阻塞性肺疾病患者，临床医师应提高其可能并发肺结核病的意识，加强对老年慢性阻塞性肺疾病患者结核病的筛查。

（三）诊治方案

目前尚无针对 COPD 合并肺结核患者的积极诊治方案。大多数研究发现，如果 COPD 患者出现了咳嗽、咳痰加重，影像学有病灶进展性改变，常规抗炎、解痉、平喘治疗 2 周后病情无明显改善的话，应警惕肺结核的存在。积极完善痰涂片、痰培养、T-sport 等结核病的相关检查以明确诊断，及时在 COPD 解痉、化痰、平喘治疗的基础上，联合抗结核治疗。

1. 个体化治疗

老年 COPD 合并肺结核患者同时存在不同程度的基础疾病，身体各个脏器有不同程度的损伤，在抗结核治疗过程中药物不良反应发生率高，这可能是由于老年患者生理机能减退，机体对药物的清除速率减慢，易造成药物在体内的蓄积，再则老年患者血浆白蛋白偏低，造成了血中药物游离浓度偏高，这些都容易使老年患者在抗结核治疗过程中发生肝肾功能损害等不良反应。对于此类患者用药要有针对性、个体化，不仅要使用抗结核药物控制结核的发展，还应减少结核药物的用量和治疗时间，以减少药物对人体带来的不良反应。个体化治疗方案可明显降低肝功能损伤发生，提高治疗依从性。在治疗过程中，应注意对不良反应的监测；老年结核病患者用药的安全窗将逐步缩小，因而选药应按最大疗效和最小不良反应为原则，首选不良反应小的杀菌剂。不用或慎用氨基糖苷类抗生素；根据各种基础疾病、并发症和年龄等，可酌减抗结核药物的剂量；有肝功能损伤风险或严重胃肠道反应的患者，可考虑以利福喷丁替代利福平、左氧氟沙星替代吡嗪酰胺。强化期应每 1～2 周检查 1 次肝肾功能和血常规，尤其在开始治疗的 8 周内，应特别重视对肝功能及相关临床表现如腹部不适、恶心等的监测，以利于早期发现肝损伤。应用莫西沙星时，除了应监测心电图外，还应注意观察胃肠道状态，避免发生菌群失调。如有条件，最好依据血药浓度用药。所以，对于老年慢性阻塞性肺疾病合并肺结核病患者应加强血尿常规、肝肾功能检测，并全程应用保肝药物。

　　2.　**重视综合治疗**

　　应重视老年结核病患者并发症、合并病的处理，以及营养、免疫支持和中医、中药等治疗。WHO 关于结核病患者营养支持指南中指出，应当重视并积极治疗活动性结核病患者中的急重型营养不良。有报道认为，由于老年人免疫功能减退，在抗结核治疗过程中应用辅助免疫增强剂（如母牛分枝杆菌菌苗注射液等），可改善细胞免疫功能，增强化疗效果，有利于痰菌阴转、病灶吸收、空洞闭合。

　　3.　**抗结核用药小常识**

　　抗结核药有一线和二线药物之分，一线药物有异烟肼、利福平、吡嗪酰胺、乙胺丁醇和链霉素五种；二线药物有卡那霉素、丁胺卡那霉素、卷曲霉素、对氨基水杨酸钠、丙硫异烟胺、左氧氟沙星、莫西沙星、环丝氨酸、克拉霉素等。治疗过程中不可随意中断服药或减少服药的剂量或减少服药的次数，规律服药是治愈结核病的关键，请注意以下抗结核用药小常识：

（1）个别人用药后可能会出现皮疹、皮肤瘙痒、恶心、呕吐、食欲下降、面黄、眼黄、耳鸣、眩晕和听力、视力下降、关节疼痛等不良反应，如有出现，请及时复诊，医生将会根据情况调整用药，制定适合治疗方案。

（2）抗结核药大多对肝脏有损害，故常同时加服护肝药，且治疗过程中应定期复查肝功能。

（3）利福平清晨空腹服用效果更好，且服用后 2 小时不宜喝牛奶。

（4）如空腹服用抗结核药胃肠道症状反应明显，可改在早餐后 2 小时服用。

（5）服用利福平后大便、小便、泪及汗液可能呈桔红色，这是用药后的正常反应。

抗结核用药小常识

不良反应类型	可疑药物
胃肠反应	丙硫异烟胺，对氨基水杨酸钠，吡嗪酰胺，乙胺丁醇
电解质紊乱	卷曲霉素
肝脏毒性	丙硫异烟胺，吡嗪酰胺，对氨基水杨酸钠，乙胺丁醇，氟喹诺酮类
耳毒性和前庭功能障碍	卡那霉素，阿米卡星，卷曲霉素
肾脏毒性	阿米卡星，卷曲霉素
关节痛或肌肉痛	吡嗪酰胺，氟喹诺酮类
血液系统损害	氟喹诺酮类
惊厥	环丝氨酸，氟喹诺酮类
外周神经炎	环丝氨酸，氟喹诺酮类
视神经炎	乙胺丁醇
精神症状	环丝氨酸，氟喹诺酮类，丙硫异烟胺

续上表

不良反应类型	可疑药物
甲状腺功能紊乱	对氨基水杨酸钠，丙硫异烟胺
过敏反应	对氨基水杨酸钠

五、COPD 合并肺结核患者的健康教育

日常生活中 COPD 合并肺结核患者需严格进行生活隔离与戒烟等行为干预，戒烟可以提高肺细胞的功能、促进 Th1 型细胞免疫的恢复，减轻患者的临床症状，改善血液气体交换状态和肺功能情况，谨慎执行适于重度和极重度且反复急性加重患者长期规律吸入糖皮质激素治疗，可控制慢性炎症的发生发展、改善肺功能，减少急性加重次数、增加运动耐量、改善生活质量。肺结核的存在不会改变 COPD 的原有治疗方案，没有证据表明 COPD 患者合并肺结核病时的治疗有什么不同，对于合并肺结核病的处理应视为没有合并症的 COPD 一样。对于老年 COPD 合并肺结核的患者，加强治疗教育与督导甚为重要，戒烟、尽量避免或防止粉尘、烟雾及有害气体吸入；帮助其掌握 COPD 的基础知识，学会自我控制疾病的要点和方法。早发现、早治疗，及时求医寻找帮助，可以减少 COPD 急性发作次数、减轻疾病所带来的后果；在积极给予抗感染、抗炎、解痉、平喘治疗的基础上，COPD 长期氧疗，康复治疗对症应用支气管舒张剂、祛痰、抗氧化、预防感染及中医调理。同时兼顾患者是否合并有心、肝、肾等脏器功能的减退，加强必要的营养支持，提高患者的免疫力，采取个体化的综合的治疗以得到最好的效果。

六、结核病、COPD 与营养不良及营养支持

（1）慢性阻塞性肺疾病（COPD）患者常伴有营养不良，是

由于慢性基础肺疾病长期消耗或急性严重肺部感染的高代谢状态所致，临床表现为呼吸肌萎缩，收缩力下降，耐力降低以及肺防御机能减退等。据报道，COPD 患者营养不良的发生率为 25% ～ 65%。当 COPD 患者合并营养不良时，患者体重呈进行性下降，导致病情恶化，直接影响其预后；且常不能耐受感染终因呼吸衰竭死亡。

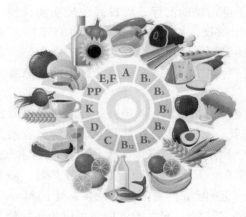

（2）结核病与营养之间存在双向关系，结核病可以导致营养风险发生，营养风险未及时纠正，易出现营养相关性疾病，如营养不良、药物性肝损伤、免疫功能低下、肺部感染、电解质紊乱等，从而增加抗结核治疗失败风险。营养不良是结核病发生发展的重要因素之一，结核病是一种与营养不良有关的传染性疾病，肺结核患者大多数伴有营养不良，发生率高达 38.3% ～ 75%。肺结核患者的蛋白质营养不良是蛋白质合成与分解综合作用的结果，往往和疾病的严重程度有关，故蛋白质的丢失是反映患病率和病死率的独立预测指标。由于结核杆菌利用患者机体内的蛋白进行自身的代谢，从而造成了机体分解代谢的增加，消耗了体内脂肪的储存，因此，病情延续时间越长，患者自身营养状况将会越差。

（3）营养不良导致 COPD 合并结核病患者体内蛋白质长期处于反复丧失的状态，极易引起低蛋白血症，降低机体的免疫功能，免疫低下已成为 COPD 合并结核病发病和影响治疗的一个主要因素；且营养不良程度与免疫系统的受损程度相关，亦可致体液免疫功能低下，病灶修复功能下降，使病灶迁延不愈，甚至扩散，从而导致疾病的发生、发展、预后不良等。所以，在抗结核药物治疗时给予菌苗辅助治疗，可提高免疫功能，使痰菌阴转率增加，加速病灶吸收，加快空洞缩小关闭的速度，缩短化疗疗程。营养不良还提高了其他感染及并发症的发生率，营养不良患者更易出现抗痨药物性肝损害，从而严重影响了患者的治疗效果与生活质量。

（4）营养支持是指经口、肠道或肠外途径为患者提供较全面的营养素，包括肠内营养和肠外营养。结核病患者的营养支持主要包括高热能、高蛋白质、高维生素等。能量需求较正常人高，每天需提供 $125.6 \sim 167.5$ kJ/kg，当伴有发热时，应在原基础量上增加 $10\% \sim 20\%$ 能量。蛋白质消耗多，建议每公斤体重摄入优质蛋白质 $1.5 \sim 2.5$ g，充足的蛋白质可以为病灶修复和杀伤结核分枝杆菌奠定物质基础，同时增加药物载体，提高药物有效浓度。营养支持能改善重度营养不良肺结核患者的营养状态，在临床疗效上，肠内营养优于肠外营养。国外报道，充足维生素 D 可以降低结核病复发率。

七、COPD 合并肺结核病的饮食安排

COPD 合并肺结核病是一种慢性消耗性疾病，容易导致机体营养不良，因此合理的饮食营养，对该病的治疗和康复起着重要作用。

（一）饮食原则

结核患者饮食总原则是：高能量、高蛋白质、高维生素、充足矿物质、多饮水。

（1）保证足够的热量供应。因为结核病人大多有长期低烧、盗汗、咳嗽、咳痰等症状，热能消耗大，故每天总热量的供应需高于正常人，但以能维持正常体重为原则。可以通过增加每餐的进食量或分别在上午、下午和晚上加点心，选择牛奶、面包、蛋糕等含能量高的食品，进食量以不影响下顿正餐的食欲为宜。

（2）补充优质蛋白质。由于结核病人大多消瘦，而病灶的修复也有赖于蛋白质的补充，故机体需补充优质蛋白，每天每公斤体重可供给 1.5～2.5g，诸如牛奶、鸡蛋、肉类、鱼（青皮红肉的海鱼除外）及豆制品等。

（3）补充足量维生素及钙等。维生素和钙等矿物质和结核病的康复密切相关，尤其是维生素 A、B、C 和 D。除膳食中增加牛奶、鸡蛋、肉类等食物外，还应多吃新鲜绿叶蔬菜和水果等，必要时在医生指导下服用维生素、鱼肝油丸等。因结核病灶的修复需大量的钙，故要加强补钙，补钙食品有奶类、海产品、骨头汤等。煮骨头汤时最好加点食醋，以助于钙、磷的溶解和人体吸收，可加速结核病的钙化。

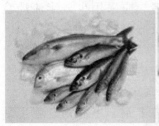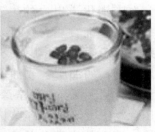

（4）饮食宜清淡。为了提高食欲，可以采用各种烹调方法，尽量采用易消化食品，不宜食用辛辣及强烈刺激性的食品和调味品，且脂肪不宜过多，少采用油炸和油煎的方法。

（二）基本饮食

1. 普通饮食

（1）一般食物都可食用。

（2）避免食用强烈辛辣刺激性的食品或调味品；脂肪食品、油炸食品及其他不易消化的食物应少用。

2. 软食

（1）同上，但少用粗纤维食物，烹调时要切碎，烧烂煮软。

（2）长期食用软食，所有蔬菜都是切碎煮软，维生素损失较多，故要注意补充。

常用食物：米饭、小米粥、面条、馒头、包子、饺子、馄饨、鱼、虾、牛肉、猪肉、羊肉、豆腐、粉丝、土豆、菜花、青菜等。

3. 半流质食物

（1）食物应极软，易于消化，易于咀嚼及吞咽，呈半流动液体的食物。

（2）少食多餐，通常为每2～3小时进餐1次。

（3）如有消化道出血的患者，应采用少渣半流质食物，伤寒、痢疾患者不能食用含纤维及胀气的食物，如蔬菜、生水果等，痢疾患者还不能食用牛奶及过甜的食品。

禁用食物：如油脂多或油煎炸的食物、粗纤维食物（如芹菜、韭菜、大蒜、藕等）及辛辣调味品。

常用食物：大米粥、碎菜肉末粥、枣泥粥、鱼生粥、鸡末粥、馄饨、筋少的瘦肉类及鸡、鸭、鱼虾、内脏，煮蛋、蒸蛋、冲蛋花、卤蛋、皮蛋，牛奶、炼乳、奶酪，豆浆、豆腐脑，苹果、碎菜叶、煮烂瓜果、果汁等。

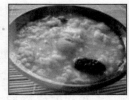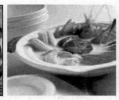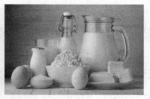

4. 流质食物

（1）指食物呈液体或在口中溶化为液体者。

（2）少食多餐，为每 2 ～ 3 小时供应 1 次，每日 6 ～ 7 次，每次 200 ～ 500 毫升。

（3）凡腹部手术者及痢疾患者，为避免胀气不宜食用牛奶、豆浆及过甜的液体。

（4）凡用鼻管喂入的流质，忌用蛋花汤、浓米汤，以免管道堵塞。

常用食物：米汤、芝麻糊、枣泥糊、排骨汤、鸡汤、肝泥汤、番茄汁、豆浆、绿豆汤、牛奶、冰淇淋、果汁、菜汤、麦乳精。

这种饮食所供给热量及营养素均不充足，不宜长期采用。

（三）COPD 合并肺结核病的药膳

在坚持抗结核治疗原则的基础上，辅以药膳，可提高治疗效果。

（1）莲子百合瘦肉汤。莲子、百合各 30 克和瘦肉适量一起煲汤，养肺健脾，适用于阴血亏虚，口干咽燥，干咳无痰的病人。

（2）黄精红枣汤。黄精 30 克、红枣 5 粒、瘦肉适量一起煲汤，适用于口干咽燥，头晕干咳或咳血丝痰者。

（3）黄精百部茶。黄精、百部各 30 克煎水代茶，适用于口干咽燥，头晕干咳或咳血丝痰者。

（4）五指毛桃淮山汤。五指毛桃 20 克、鲜淮山 50 克和瘦肉适量煲汤，适用于脾胃虚弱的神倦体乏胃纳差，咳嗽咯白痰者。

（5）土茯苓淮山汤。土茯苓 20 克、淮山 30 克和猪脊骨适量煲汤，适用于脾胃虚弱的神倦体乏胃纳差，咳嗽咯白痰者。

（6）山药茯苓鲫鱼汤。山药 30 克、茯苓 25 克和鲫鱼煲汤，适用于服用抗结核药后出现白细胞减少的脾胃虚弱者。

（7）小麦莲子汤。小麦 20 克、莲子 30 克和瘦肉适量煲汤，适用于体虚盗汗、自汗者。

（8）其他。如百合花生煲猪肺、沙参粳米粥、百合黄精粥、鸡蛋银耳汤、雪梨雪耳煲猪肺、罗汉果瘦肉汤等也可食用。

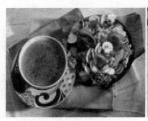
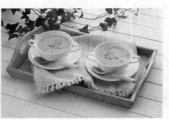

八、结核病人饮食禁忌与限制

结核病人需要加强营养，饮食宜清淡，不宜食用辛辣及强烈刺激性的食品和调味品，少采用油炸和油煎的方法。对长期形成的生活习惯难以改变的也不一定强求改变，如喜吃酸、辣食物等习惯。为取得更好的疗效和避免不良反应的出现，请注意以下的禁忌与限制：

（1）戒烟戒酒。吸烟对呼吸道免疫功能和肺功能产生不良影响，可增加呼吸道感染的风险，故戒烟有利于肺结核的治疗；饮酒后血管扩张，可引起出血，影响肝脏功能，诱发药物性肝损害，所以应禁烟酒。

（2）不宜吃青皮红肉的热带鱼。抗结核药异烟肼对中枢神经系统有影响，表现为欣快感、记忆力减退、注意力不集中、头痛、眩晕等，可能与药物抑制单胺氧化酶有关，服药同时食用含组织胺较高的鱼易引发上述不良反应，此类鱼多是青皮红肉的热带鱼，如马丁鱼、青占鱼、沙丁鱼等。

（3）服抗结核药不能同时喝牛奶。因为牛奶可以降低药物的吸收，可能影响疗效，故建议服药后 2 小时喝牛奶，也不能以茶、豆浆以及其他饮料送服药物。

（4）慎吃嘌呤含量高的食物。服用吡嗪酰胺及乙胺丁醇可引起血尿酸升高，因此对嘌呤含量高的食品，如沙丁鱼、虾、蟹、动物内脏、大豆、浓肉（鸡）汤等应适当控制，并应多喝水促进尿酸的排除。

结核患者的食欲一般较差，家人总是为其炖各种汤类，其实汤中嘌呤的含量是比较高的，再加上结核患者本身服用吡嗪酰胺时易导致尿酸升高，所以经常食用汤类更易加重尿酸的升高，甚至会诱发痛风。而且汤中的营养成分远远没有肉类高，正确的方法是食用炖烂的肉，喝少量的汤。

（5）几种食物必须慎食。肺结核病人也要讲忌口，特别是在使用抗痨药物期间。以下几种食物须慎之又慎。

①菠菜。菠菜中含有多量草酸，草酸进入人体后与钙结合生成不溶性草酸钙，造成人体缺钙，从而使结核病灶不易钙化，故应忌食。

②菠萝。菠萝中含有蛋白水解酶，可以使肺部病灶的纤维组织溶解，进而使病灶扩散导致吐血。

③茄子。肺结核病人使用抗痨药物期间，吃茄子易发生过敏反应，出现脸面潮红、皮肤瘙痒、烦躁、全身红斑、恶心呕吐、甚至血压下降、胸闷等症状。

总之，肺结核病人由于结核杆菌毒素产生的毒性和全身反应的作用，病人长期处于食欲降低、消化吸收功能减退的状态。故给予饮食时既要注意补充营养又要考虑病人的消化吸收情况，特别应注意饮食中碳水化合物、脂肪、蛋白质的比例要平衡、不可偏废，且进食要有规律，应定时和定量。

九、COPD 合并肺结核病的预后

COPD 合并肺结核病患者的抗结核治疗过程多呈现以下特点：肺部继发感染者多，并发肺心病或慢性心功能不全病例多；不良反应发生率高，痰菌阳性率高，痰涂片转阴率低，治愈率低，病死率高。COPD 合并肺结核病患者在治疗过程中由于种种原因导致抗结核治疗的暂停或者中断，给疾病的治疗带来了更大困难。研究也证明了 COPD 合并肺结核病的患者在抗结核治疗的过程中较易发展为耐药结核病。因此加强戒烟等管理教育，早发现、早治疗，及时求医寻找帮助，可以减少 COPD 急性发作次数、减轻疾病所带来的后果；采取积极个体化的综合治疗，加强必要的营养支持，提高患者的免疫力，同时兼顾患者是否合并有心、肝、肾等脏器功能的减退，是目前能取得最好预后的途径。

参 考 文 献

［1］ Global initiative for chronic obstructive lung disease. Global strategy for the diagnosis, management, and prevention of chronic obstructive pulmonary disease 2017 report ［EB/OL］. （2016 – 11 – 16）［2016 – 12 – 09］. http：// www. goldcopd. org.

［2］ 陈荣昌，高永华. 慢性阻塞性肺疾病临床防治与研究热点问题 ［J］. 实用医学杂志，2014，30（1）：1 – 3.

［3］ 李亮，唐神结，杜建，等. 结核病防控年度回顾及展望（2016 年）［J］. 中华结核和呼吸杂志，2017，40（1）：11 – 15.

［4］ 孙永昌. 关注肺结核与慢性阻塞性肺疾病的相互影响 ［J］. 结核病与肺部健康杂志，2013，2（2）：77 – 78.

［5］ Inghammar M, Löfdahl CG, Winqvist N, et al. Impaired pulmonary function and the risk of tuberculosis: apopulation-basedcohortstudy［J］. EurRespir J, 2011, 37 (5): 1285 – 1287. DOI: 10. 1183/09031936. 00091110.

［6］ Kwon YS, Kim YH, Song JU, et al. Risk factors for death during pulmonary tuberculosis treatment in Korea: a multicenter retrospective cohort study［J］. J Korean Med Sci, 2014, 29 (9): 1226 – 1231. DOI: 10. 3346/ jkms. 2014. 29. 9. 1226.

［7］ 刘盼盼, 黄玉蓉. COPD 合并肺结核的研究进展［J］. 国际呼吸杂志, 2016, 36 (23) 1824 – 1828.

［8］ Liu CH, Yang N, Wang Q, et al. Risk factors associated with fluoroquinolone-resistant tuberculosis in a Beijing tuberculosis referral hospital［J］. Respirology, 2011, 16: 918 – 925.

［9］ 张占军, 姚岚, 唐神结. 慢性阻塞性肺疾病合并肺结核病的诊治进展［J］. 国际呼吸杂志, 2013, 33 (16): 1256 – 1259.

［10］ 杨林瀛, 何权瀛. 慢性阻塞性肺疾病稳定期患者吸入糖皮质激素治疗会诱发肺结核吗［J］. 中华结核和呼吸杂志, 2014, 37 (2) 150 – 151.

［11］ 章志俊, 谭守勇. 营养风险筛查在结核病治疗中应用［J］. 中国防痨杂志, 2015, 37 (9) 971 – 974.

（陈品儒）

第五章 将来会怎样

第一节 神通广大的远程医疗

远程医疗是指以计算机技术、遥感、遥测、遥控技术为依托，充分发挥大医院或专科医疗中心的医疗技术和医疗设备优势，对医疗条件较差的边远地区、海岛或舰船上的伤病员进行远距离诊断、治疗和咨询的医疗服务方式。

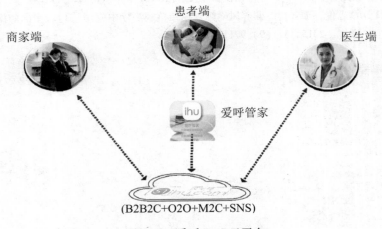

图 5-1　爱呼 PaaS 云平台

远程医疗旨在提高诊断与医疗水平、降低医疗开支、满足广大人民群众保健需求。目前，远程医疗技术已经从最初的电视监护、电话远程诊断发展到利用高速网络进行数字、图像、语音的综合传输，并且实现了实时的语音和高清晰图像的交流，为现代医学的应用提供了更广阔的发展空间。国外在这一领域的发展已有40多年的历史，而我国只在最近几年才得到重视和发展。

爱呼平台是广州市第一家呼吸病智慧医疗 PaaS 垂直平台。它能同时联系商家、医生和患者，聚合服务、医疗与健康，并整合呼吸机用户、呼吸机销售厂家以及医院科室、医护人员的信息。

爱呼平台是由医生端、患者端、商家端以及搭配其他附加产品组成的，这些数据最终都汇集到爱呼平台，平台对这些数据进行分类、处理，最终形成科学的报告、档案。

爱呼平台医生端可帮助专科医生实现患者管理，发放医疗调查问卷、在线咨询、医患互动，实时了解患者服药情况及呼吸数据、解答患者的咨询。

（1）轻松管理。老病号、离院患者扫码即可绑定医生/绑定科室。

（2）首创"智能问卷互动"模式。预设呼吸病量表、智能分析系统、医生评估。

图 5 - 2　平台管理

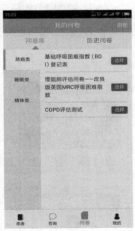

图 5 - 3　问卷调查

（3）在线咨询。慢性呼吸系统疾病患者可通过爱呼平台的患者端实现在线咨询医生、查看健康论坛、浏览医疗器械商品、管理健康数据等功能。

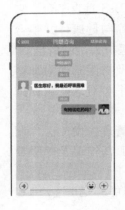

图 5-4　在线咨询

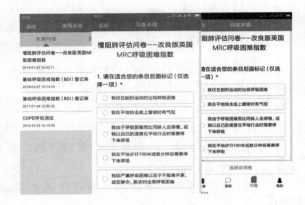

图 5-5　动态健康管理

（4）健康论坛。随时随地学习呼吸健康知识。

（5）呼吸类医疗器械商家能够通过爱呼平台轻松上架展示商品，全方位管理自己的客户以及跨区域提供上门服务等。

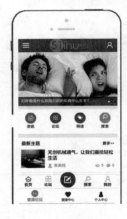

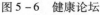

图 5-6　健康论坛

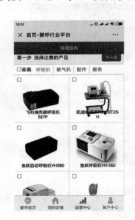

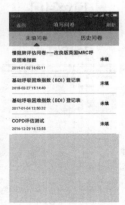

图 5-7　一键转型移动医疗

（6）双维度 CRM 客户数据 + 健康数据。私有 4S 轻后台，私有用户数据与管理。

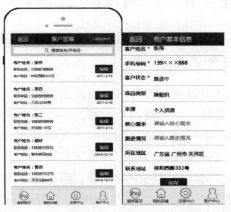

图 5-8　双维度 CRM 客户数据 + 健康数据

（7）跨区营销 + 服务协作。在线抢单 + 转单，按需分享，全网分成。

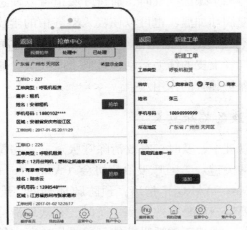

图 5-9　跨区营销 + 服务协作

（周宇麒　黄广翔）

第二节 祛痰神器——吸痰镜

一、痰液的产生及其作用

痰是人体呼吸道受到有害因素的刺激或致病菌感染而发生炎症时产生的分泌物，由粘液和变性坏死的组织细胞构成。它是通过支气管上皮纤毛的运动，从肺部向上呼吸道推动，最后，通过人的正常咳嗽反射从气管内咳出并排出体外。正常人痰很少，只是保持呼吸道湿润而分泌的少量粘液。但当吸入刺激性气体、尘埃、致病细菌、病毒等有害微生物时，上呼吸道就可能发生炎症，或者肺部发生疾病时，呼吸道分泌物就会增加，痰量就会增加，而痰的性质也会发生变化，可以由粘痰变成黄脓痰。

呼吸道分泌少量的粘液是正常的，它对人体具有保护作用。当吸入比较冷和干燥的空气时，通过呼吸道可以使进入肺内的含氧空气进行湿润和加温，也可以使吸入空气中的尘埃、有毒的其他颗粒以及空气中的含细菌的尘埃颗粒吸附在湿润的支气管壁上，通过支气管上皮的纤毛运动，推向上呼吸道，通过咳嗽排出体外，起到保护肺脏的作用。

二、痰液的临床意义

在气道管理中，及时、有效清除呼吸道分泌物及误吸物是预防肺部感染的关键。美国呼吸治疗协会（American Association for Respiratory Care，AARC）指出，预防肺部感染、维持呼吸道通畅的一项重要措施就是有效吸痰。及时、有效地清除痰液，可保持呼吸道通畅、维持正常呼吸功能、减少病原菌定植，是气道管理的关键。

近年来肺癌的发病率呈明显上升趋势，肺癌已成为当今死亡率最高的癌症。因其早期缺乏明显症状，给诊断带来困难。痰细胞学检查不需要特殊设备，简便、无创无痛，安全可重复，是肺癌早期诊断的重要手段之一。据报道，在高度可疑的肺癌人群中，痰液基细胞学检查敏感性为85.7%，特异性为95%。

三、如何采集痰液标本

痰液培养最能真实地反应感染的细菌病原学状况，对呼吸道感染的诊断和临床抗菌药物的选用具有重要的指导价值。痰液检查还可用于肺癌的早期筛查和诊断。目前，痰液培养的阳性率较低，仅为13.8%～43.0%。其中，因标本采集不当导致标本不合格例数约占不合格标本总数的60%。这一现状大大降低了其对呼吸道感染性疾病的诊断和指导临床抗菌药物选用的价值。寻找新的留取痰标本的方法，提高痰培养的阳性率迫在眉睫。

痰液标本采集的方法主要有三种：

1. 自然咳痰法

按照《中华人民共和国卫生行业标准　痰液标本的收集与处理指南》的留痰方法。由专科护士在留取标本前一天晚上派发留痰用无菌容器，并告知留痰方法：即次日清晨患者饮水、进食

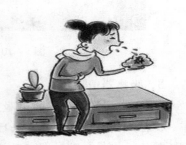

前先用清水漱口2～3次，然后轻轻咳嗽，先将咽喉部的痰咳掉，再用力咳出气管内的痰，并吐入容器。此方法适用于意识清醒且有痰咳出的病人。

2. 诱导痰技术

诱导痰技术包括高渗盐水诱导痰技术和糜蛋白酶雾化吸入诱导痰技术。①高渗盐水诱导痰技术是将6mL生理盐水与3mL

10%氯化钠制成4%的高渗盐水，用于氧气雾化吸入 10min 后漱口，咳痰留取标本。高渗盐水诱导痰技术的机制是利用高渗透压促使气道内水分外渗，刺激咳嗽反射，直接刺激气道加速粘液纤毛清除功能，使腺体分泌增加，从而留取痰标本。②糜蛋白酶雾化吸入诱导痰技术是用糜蛋白酶进行氧气雾化，10min 后漱口，咳痰留取标本。糜蛋白酶诱导痰技术的机制是使痰中纤维蛋白和粘蛋白等水解为多肽或氨基酸，使粘稠痰液稀化，易于咳出。此方法适用于意识清醒但无痰咳出的病人。

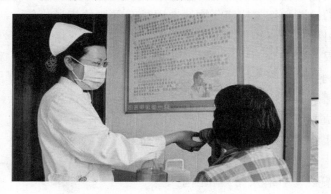

图 5 – 10   诱导咳痰

3、吸痰器留痰法

如图 5 – 11 所示，通过吸痰管，连接集痰器吸痰留取痰标本，此法用于意识不清或无法自主咳痰的病人。此方法可留取深部痰标本，不易受咽喉部和口腔定植菌污染，结果更准确。

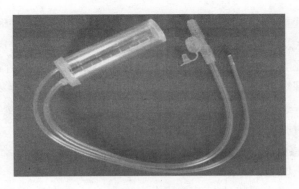

图 5 – 11　吸痰管

四、传统吸痰方法的缺点

传统吸痰的方法往往会导致病人吸痰后出现一系列的并发症，常见的吸痰法操作并发症有以下几种。

1. **低氧血症**

发生原因：①吸痰过程中供氧中断，导致低氧血症。②吸痰时负压抽吸将肺内富氧气体吸出，从吸痰管周围卷入的气体是氧浓度较低的空气，导致吸入氧气浓度降低。③吸痰时卷入气体量不足以及气道内注水易引起小气道阻塞和肺不张，导致低氧血症。④吸痰过程反复，刺激咽喉部引起咳嗽，使呼吸频率下降，引起缺氧。⑤患者原有缺氧性疾病，吸痰前未将氧气浓度提高，吸痰时可带走氧气，致使吸痰后患者缺氧。⑥吸痰时负压过高，时间过长，吸痰管外径过粗，置管过深等均可造成低氧血症。⑦使用呼吸机的患者，在吸痰过程中脱离呼吸机的时间太长。

2. **呼吸道粘膜损伤**

发生原因：①吸痰管质量差，质地僵硬、粗糙、管径过大，容易损伤气管粘膜。②操作缺乏技巧，例如动作粗暴，插管次数过多、插管过深、用力过猛、吸引时间过长、负压过大等，均可致使粘膜损伤。③固有鼻腔粘膜嫩，血管丰富，有炎症时充血肿胀，鼻腔更加狭窄，加上长时间吸入冷气（氧气），使鼻腔粘膜干燥，经鼻腔吸痰时易造成损伤。④烦躁不安、不合作的病人，由于头部难固定，在插吸痰管过程中，吸痰管的头部容易刮伤气管粘膜，造成粘膜损伤。⑤呼吸道粘膜有炎症水肿及炎性渗出，黏膜相对脆弱，易受损。

3. 感染

发生原因：

（1）没有严格执行无菌技术操作：①没有戴无菌手套。②使用的吸痰管消毒不严格或一次性吸痰管外包装破裂致使吸痰管被污染。③吸痰管和冲洗液更换不及时。用于吸口鼻咽与吸气管内分泌物的吸痰管混用等等。

（2）经口腔吸痰失去了鼻腔对空气的加温作用，特别是粘膜中的海绵状血管，当冷空气流经鼻腔时发生热交换，将气流的温度升高，未加温的空气直接进入下呼吸道，只是粘膜血管收缩，血供减少，局部抵抗力下降导致感染；失去了鼻腔对空气的清洁作用，致使空气中的细菌进入到肺内；失去了鼻腔对空气的加湿作用，致使下呼吸道分泌物粘稠，使纤毛运动障碍，分泌物不易咳出，可致下呼吸道炎症改变。

（3）前述各种导致呼吸道粘膜损伤的原因，严重时均可引起感染。

4. 心律失常

发生原因：①在吸痰过程中，吸痰管在气管导管内反复吸引时间过长，造成患者短暂性呼吸道不完全堵塞以及肺不张引起缺氧和二氧化碳蓄积。②吸引分泌物时吸痰管插入较深，吸引管反复刺激气管隆突引起迷走神经反射，严重时致呼吸心跳骤停。③吸痰的刺激使儿茶酚胺释放增多或导管插入气管刺激感受器所致。④前述各种导致低氧血症原因，严重时均可引起心律失常或者心跳骤停。

5. 阻塞性肺不张

发生原因：①吸痰管外径过大，吸引时氧气吸出的同时进入肺内的空气过少。②吸痰时间过长，压力过高。③结痂形成阻塞吸痰管，造成无效吸痰。

6. 气道痉挛

发病原因：有哮喘病史长期发作的患者，因插管刺激使气管痉挛加重缺氧。

上述这些并发症大部分是由于吸痰操作过程中不能观察到病人喉部痰液的准确位置导致操作时间过长引起的。为了改变这种情况，目前很多医院会使用可视化纤支镜配合吸痰管一起使用，方便准确地把吸痰管放置到痰液位置把痰液吸出，然而这种方法只能医生操作且操作过程有诸多注意事项，最为重要的是纤支镜的使用成本非常昂贵，维修成本也不菲，而且搭配吸痰管一起使用会增加操作难度以及患者的不耐受。

六、祛痰神器——可视吸痰内窥镜

可视化由英文单词"visualization"翻译而来，本意是使某物图像化、图形化，从而能够清晰、直观地呈现。事实上，将任何抽象的事物、过程变成图形图像的表示都可以称作可视化。人们用可视化符号展现事物的方法可以追溯到远古时代，但作为学科术语，"可视化"一词正式出现于 20 世纪 80 年代。1987 年 2 月美国国家科学基金会的一个研究报告提出科学计算的可视化（visualization in scientific computing）问题。目前，它所提出的思想已成为世界科学界新兴学科研究中的热点。专家预测，可视化技术的潜力有可能使人类通信的方式发生革命性变革，具有重大的经济效益和社会效益。

自 1987 年可视化概念提出以来，引起了国际上的高度重视，发达国家竞相研究可视化理论、方法，开发可视化工具与环境，并将可视化研究成果广泛应用于石油勘探、气象预报、航天航空、核武器研制、医学图像处理等科学与工程领域。医学数据的可视化，可以进一步实现放射治疗、矫形手术等计算机模拟及手术规划。利用可视化技术可以在屏幕上监视手术进行的情况，从而大大提高手术的成功率。

如图 5 - 12 所示，可视吸痰镜，是在充分吸收国内外内镜生产和使用经验的基础上进行改良而成，可深达并直视咽喉、声门等部位。在前期的麻醉科辅助插管和小范围试用床边吸痰均未发现对患者造成安全隐患。可视吸痰镜操作简单、风险小，在试用过程中提高了医护人员对患者，尤其是重症患者的气道管理水平，减轻了吸痰操作对患者的损害，提高了患者的依从性，取得了较好的效益。

该内镜适用于基层全科医护人员，特别是由于采用直视下操作，

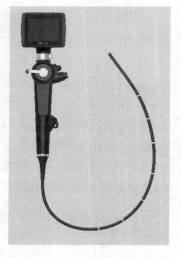

图 5 - 12　可视吸痰镜

使得操作流程极大地简化。由于拥有自主知识产权和整机国产化率的提高，使用成本也大大降低，使护理人员参与操作成为可能。因此该内镜可以为基层医护人员提供以较低成本获得较高级别的气道管理的解决方案，能够提供大视野、可视化的高清口咽部操作平台，实现可视化吸痰操作；与通用配件如活检钳、异物钳等相匹配，能够准确采集口咽深部标本，进行病原学、细胞学检查；有利于清理气管切开患者气道及肺内分泌物，提高局部治疗效率。

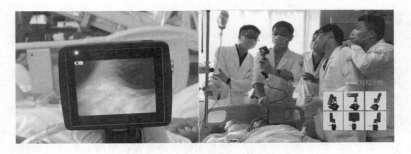

图 5 - 13 可视吸痰镜临床应用

　　该内镜的出现使原来在基层医院难以完成的检查和治疗能够完成，极大地提升了基层医院提供医疗服务的质量和内涵，使一些突发危重症患者能够在基层医院得到适当处理，为后续患者转运和治疗赢得宝贵的时间，取得较大的社会效益。同时，相关基层医护人员学习并开展相关诊疗操作，也将提高其医疗服务能力和业务水平。此外，该内镜还将提供一系列升级产品，包括增加数据远程传输功能和生产可调控制吸力的手枪型内镜，以进一步符合护理人员的使用习惯，为创造更大的经济效益打下基础。

　　总之，吸痰内镜极大地减少传统吸痰操作的并发症状，设计小巧，操作简单、便捷，便携性强，能够床旁操作，全科医护人员经过培训即可上手操作。该内镜摒弃了目前市场上多数内镜的缺点，采用非光纤导像，更加抗折弯不易损坏。吸痰内镜还拥有自主知识产权，国产化率高，无论从经济效益还是社会效益都可看出，吸痰内镜的应用将大大减少患者的负担，具有广泛的社会意义。

参 考 文 献

［1］ American Association for Respiratory Care. Clinical Practice Guidelines. Endotracheal suctioning of mechanically ventilated patients with artificial airways ［J］. Respiratory Care, 2010, 55（6）: 758 - 764.

［2］ Safdar N，Crnich CJ，Maki DG. The pathogenesis of ventilator-associated pneumonia：its relevance to developing effective strategies for prevention ［J］. Respir Care，2005，50（6）：725–739.

［3］ 李金林，周姚，夏杰，等. 不同来源痰涂片导航所得痰标本的临床价值［J］. 实用医学杂志，2016，32（2）：272–274.

［4］ 陆海，刘莉，丁乾，等. 非小细胞肺癌外周血 CD4 + CD25 + FoxP3 + 调节 T 细胞分析［J］. 中华全科医学，2009，7（1）：5–6.

［5］ 张文杰，闻春艳，孙大菊. 液基细胞学检查在痰脱落细胞诊断中的应用［J］. 中国实验诊断学，2015，19（4）：634–635.

［6］ 刘英欣，王跃春. 痰液基细胞学联合 CT 对早期肺癌的筛查分析［J］. 中国误诊学杂志，2012，12（5）：1092–1093.

［7］ 徐涛，陈玉莲，李磊邦，等. 正常人下呼吸道痰标本主要需氧条件致病菌携带率［J］. 吉林医学杂志，2012，33（11）：2344.

［8］ 张慧慧，熊国亮. 评价血清中结合杆菌特异性蛋白抗体对诊断肺结核的应用价值［J］. 实验与检验医学，2013，31（5）：419–420.

［9］ 聂佳，李琦. 贵州省黔东南州地区重症 COPD 患者的病原学特点及耐药性分析［J］. 中华肺部疾病杂志（电子版），2015，8（6）：710–714.

［10］ 邓开琴. 开展品管圈活动在检验标本送检安全质量管理中的应用［J］. 中国实用护理杂志，2013，29（22）：242.

［11］ 王成林，张恒. 液基细胞学技术在肺癌患者痰脱落细胞检查中的应用价值［J］. 医学理论与实践，2014，（9）：1140–1141，1153.

［12］ 曹玉芝. 诱导痰技术在肺癌细胞学诊断中的应用［J］. 中国医药指南，2009，7（11）：94.

［13］ 罗小东，娄德剑，李勇杰，等. 高渗盐水雾化吸入诱导痰对老年人肺癌细胞学的诊断作用［J］. 中华老年医学杂志，2005，24（2）：117–118.

［14］ 汪杰华，鲍天辉. 雾化吸入法留取痰标本细胞学检查的临床应用［J］. 安徽医学，2011，32（4）：492–493.

（周宇麒）

第三节　药物的好管家——智能药箱

　　慢阻肺是一种反复发作、进行性加重的慢性非传染性肺部疾病，据统计，慢阻肺已经成为全球第三大导致死亡的疾病。考虑到雾霾、吸烟等因素，中国有潜在病人近 1 亿，但因为国内对慢性病管理的认识和技术限制，导致患者出院后用药不规范，治疗不及时，往往等患者急性发作时才送医院抢救，一方面延误了最佳干预治疗时机，另一方面也浪费了大量人力物力财力。

　　国内家庭在药物管理方面普遍存在漏洞，通常将药品存放在床头柜、抽屉等地方，由于不同种类、不同疾病的药物放在一起，不仅容易造成找寻困难，甚至可能导致小孩误食药品而威胁生命。在无监护人陪同的家庭中，老年人或小孩经常由于遗忘、视力不好等原因，容易出现错服、漏服、重复服用药品的情况，导致药物管理和使用不规范，而这些会造成药物浪费严重、康复效果不明显，甚至威胁生命等情况的出现。因此，拥有一个满足慢阻肺患者需求的智能药箱来管理他们的服药情况是必要的。

一、爱呼智能药箱及其功能

　　爱呼智能药箱（图 5 - 14）能把慢阻肺患者的用药情况和呼吸机使用数据整合到云平台，该智能药箱具备提醒用户"定时精准用药"，可供"紧急快速用药"以及简便"家庭常用药"等多种用药管理的功能。

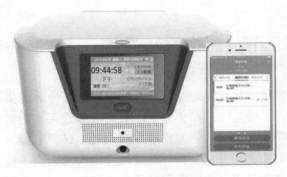

图 5 – 14　爱呼智能药箱

　　医生能够通过平台医生端查看病人在家使用医疗设备、服药信息并进行评价、督导；患者则能够使用智能药箱安全、合理地管理药物，通过药箱的提醒严格按照医生处方按时、按量地服用药物，而且能通过该平台用户端查看医生评价、咨询病情以及预约服务；除了医生端、患者端，平台上还建立了商家端，使商家能在平台了解医生、患者的需求，及时准确地提供设备和服务。爱呼智能药箱功能如图 5 – 15 所示。

三种管理和提醒模式
精准用药，紧急用药，日常用药
最精准的服药提醒（到点前、到点和过点提醒）

操作简便
APP扫一扫，即完成存药
无需手动录入，内置专业服药方案
服药图文对照+扫码验证，精准无误

打造强医疗健康闭环
从患者创建服药计划，到平台、医生和家人全程监护，多点互动
全健康周期轨迹+动态用药管理
院内（病历）+院外（周、月用药报表）
大数据智能健康预警
家属、医生可实时悉知患者的用药情况

多方高价值服务圈
家人：空巢老人，远程监督
医生：客观药物筛选，精准治疗方案
药厂：实现大数据药效评估
医保：提供单病种更加精确的用药数据
社会：药物信息共享，药期管理，避免浪费
药监卫生部门：及早发现不良反应等副作用

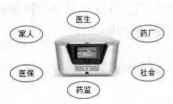

图 5 – 15　爱呼智能药箱功能介绍

二、爱呼智能药箱的核心技术

（1）"定时精准用药"模块——根据用户设定的服药计划定时精准地提醒用药；

（2）"紧急快速用药"模块——设置有 RFID 跟踪装置，记录用户紧急用药次数；

（3）"家庭常用药"模块——设计具有实用新型专利认定的药箱底部无锁控存药单元；

（4）服药报表生成并上传到与家庭智慧药箱关联的爱呼平台。

爱呼智能药箱的创新点在于它能依据客户自己设定的服药计划准时、精确地提醒客户服药，并且在服药过程中有严格的智能控制系统，只要与原先设定的服药计划略有不同都不能开箱取药，每次服药的情况都能通过药箱内部的交互系统上传到爱呼平台，生成服药报表，用户或者用户家属、关联的医生以及绑定的商家都能通过平台看到该服药报表，了解其服药情况。

三、智能药箱使用说明

1. 智能药箱外观

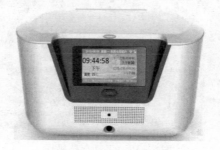

图 5 – 16　爱呼智能药箱

2. 连接电源

要使用与智能药箱标配的电源适配器，与智能药箱背部右下角的电源接口进行连接，通电后"开关"按键亮光，如图 5 – 17 所示。

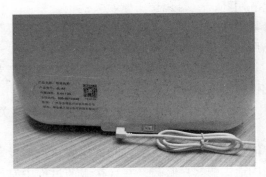

图 5 – 17　连接电源

3. 存药

需要存药的时候，按下发光的开关键，药箱锁盖自动弹起，掀开盖子即可根据自身需求存放药物，如图 5 – 18 所示。

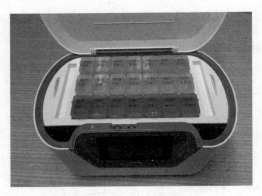

图 5 – 18　手动存药操作

药物存放完成后，按下盖子至听到"滴答"一声，药物存放过程完毕，如图 5 – 19 所示。

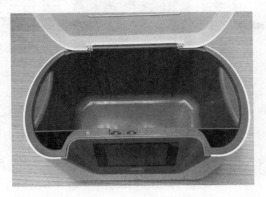

图 5 – 19　关闭箱门

4. 取药

　　待药箱软件提醒服药时，通过软件端的"开箱服药"按钮或者按箱体表面的发光开关即可打开箱盖取药服用。

5. 爱呼智能药箱配对小程序使用说明

　　（1）绑定药箱。首先通过微信搜索"爱呼智能药箱"小程序，进入爱呼智能药箱小程序后显示绑定药箱界面，点击绑定药箱窗口扫码绑定，如图 5 – 20 所示。

　　（2）存药操作。扫码录入处方信息存药，如图 5 – 21 所示。点击小程序下方"存药"按钮转入存药界面，再点击存药界面的图标"⌐¬⌐"会跳转至扫码界面。把药品处方的条形码放入扫码窗内即可完成处方药品的录入，点击保存就完成了该药方计划的制定。

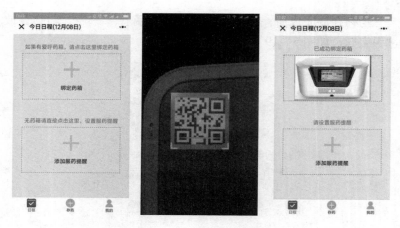

图 5 – 20　扫码绑定药箱

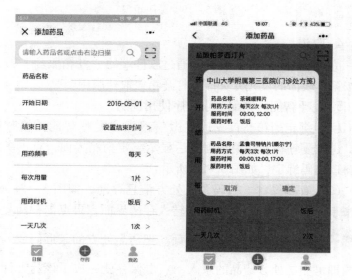

图 5 – 21　扫处方码存药

　　扫码录入药品信息存药。如果没有药品处方需要录入整盒或者有条形码的药品，只需把扫码窗口对着药品的条形码扫描即可录入该药品的信息，信息录入后根据所需修改服药计划信息，点击保存即可完成存药，如图5-22所示。

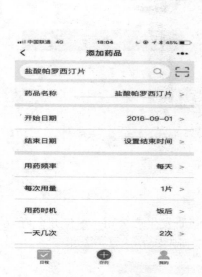

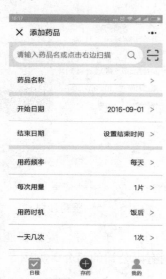

图5-22 扫药盒码存药　　　图5-23 手动录入药品信息存药

手动录入药品信息：如果需要录入的药品为散装药或者是没有条形码的药品，则需要手动输入药品的名称，然后设置服药频率、剂量等信息完成存药，如图5-22所示。

（3）"我的"界面操作。"我服用的药品"主要显示已录入服药计划的信息，可选择"停用"来停止该计划的服药提醒；可选择"删除"来删除当前服药计划，如图5-24所示。

（4）绑定药箱。主要显示当前帐户绑定药箱的状态，可以点击"解除绑定"解除绑定。解除绑定后可以绑定另外的智能药箱，如图5-25所示。

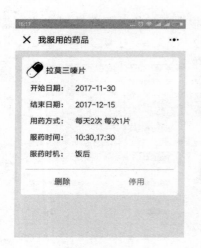

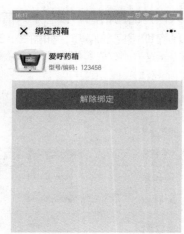

图 5 – 25　服药计划　　　　　　图 5 – 26　药箱绑定情况

（5）关于爱呼。爱呼智能药箱研发生产公司——广州爱呼互联网有限公司的简介，如图 5 – 27 所示。

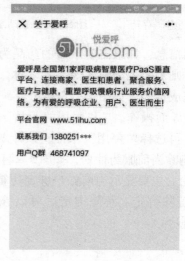

图 5 – 27　爱呼公司简介

（6）提醒设置。爱呼智能药箱小程序主要有 3 种提醒功能，分别是微信推送提醒、用户短信提醒和家属短信提醒。微信推送提醒默认开启，用户短信提醒和家属短信提醒需要设置相应的手机号码来实现，如图 5－28 所示。

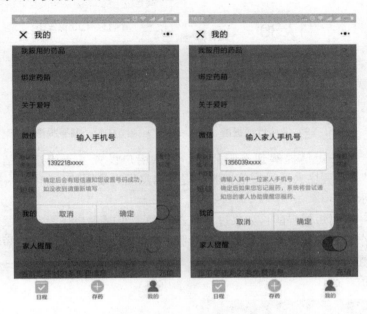

图 5－28 提醒设置

（7）微信服务通知提醒。到点提醒：小程序会在服药计划到点前 10 分钟通过微信"服务通知"推送服药提醒的信息给用户，如图 5－29 示。

漏服提醒：如果在服药计划时间半小时内都没有服药，小程序会通过微信"服务通知"推送未按时服药的提醒，如图 5－30 所示。

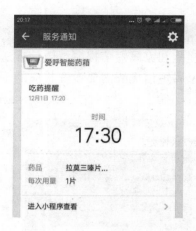

图 5 - 29　微信推送提醒

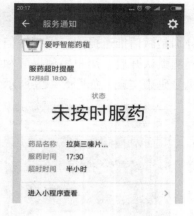

图 5 - 30　漏服提醒

用户短信提醒到点服药后，如果用户设置了"用户短信提醒"，小程序会通过短信把服药提醒信息发送给用户，如图 5 - 31 所示。

家属短信提醒：如果过了服药时间 1 小时用户还没完成服药动作，小程序就会通过短信把漏服信息发送给设置了"家属短信提醒"的用户家属，让他们主动联系用户服药，如图 5 - 32 所示。

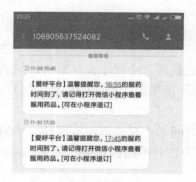

图 5 - 31　短信提醒

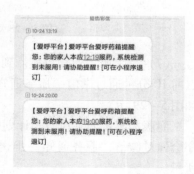

图 5 - 32　亲属短信推送提醒

6. 国内外药箱比

国内外常用智能药箱特征，成本、产品定位等对比如下表所示。

国内外智能药箱比较

	爱呼药箱	春雨药箱	MedTime SAFE	I – Donea	Evondos
特征	企业本身从事呼吸行业10年，专业性强。存药和提醒操作精准便捷	资金基础雄厚；强大的线上医疗团队	以精神类药物和纳米药物等高管控的药品为主，强防篡改，保障精确	形成全方位的服务系统，使用户通过药箱为媒介获得多方服务	除精确的提醒外，还与药品零售店联合，有专员为用户续药
成本	低	中	高	高	中
产品定位	慢性呼吸系统疾病患者	糖尿病患者	精神类药物和CIII类药物	所有药物	所有药物
盈利模式	销售、租赁、服务收费	销售（含血糖仪）+药品电商	药物分配药盒、定时报警器	药箱、提醒系统	药箱、提醒系统
创新性	闭环的租赁服务；搭配APP和微信小程序；支持扫处方存药	精准的电子秤	药盒和报警器分离，携带方便	药箱搭载服务系统	药箱搭载服务系统、药品销售商
国家	中国	中国	美国	法国	芬兰

（周宇麒 黄广翔）